CHANGE YOUR LIFE

CHANGE YOUR LIFE

Einfache Regeln für ein gesundes Leben

Frank Lipman & Danielle Claro

Fotografien von Gentl & Hyers

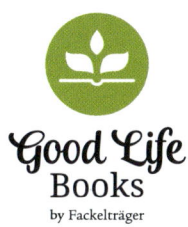

Good Life
Books
by Fackelträger

First published in the United States as:
THE NEW HEALTH RULES:
Simple Changes to Achieve Whole-Body Wellness

Copyright © 2014 by Frank Lipman, M.D. and Danielle Claro
Photographs copyright © 2014 by Gentl & Hyers

Published by arrangement with Artisan Books,
a division of Workman Publishing Company, Inc., New York.

© Good Life Books 2016
ein Imprint der Fackelträger Verlag GmbH, Köln
Emil-Hoffmann-Straße 1
D-50996 Köln

Übersetzung aus dem Englischen: Dr. Katrin Korch, Baden-Baden
Lektorat: Petra Puster, Niederpöcking
Satz: Achim Münster, Overath
Umschlaggestaltung: Done by people, Wiesbaden
Projektleitung: Svenja K. Sammet
Gesamtherstellung: Fackelträger Verlag GmbH, Köln

978-3-7716-4677-6
Printed in Poland

www.fackeltraeger-verlag.de

One love
One heart
Let's get together
And feel all right.

BOB MARLEY

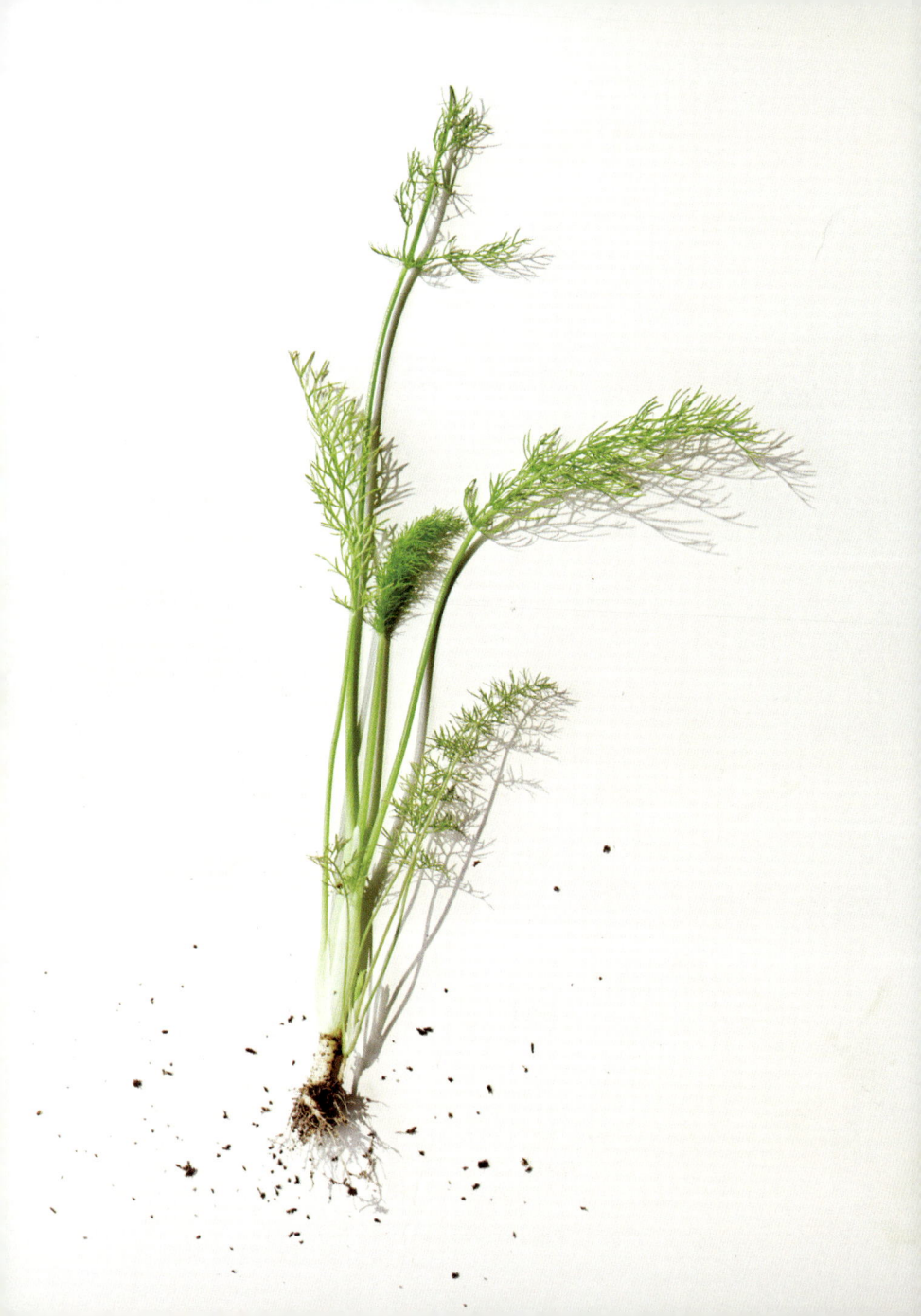

INHALT

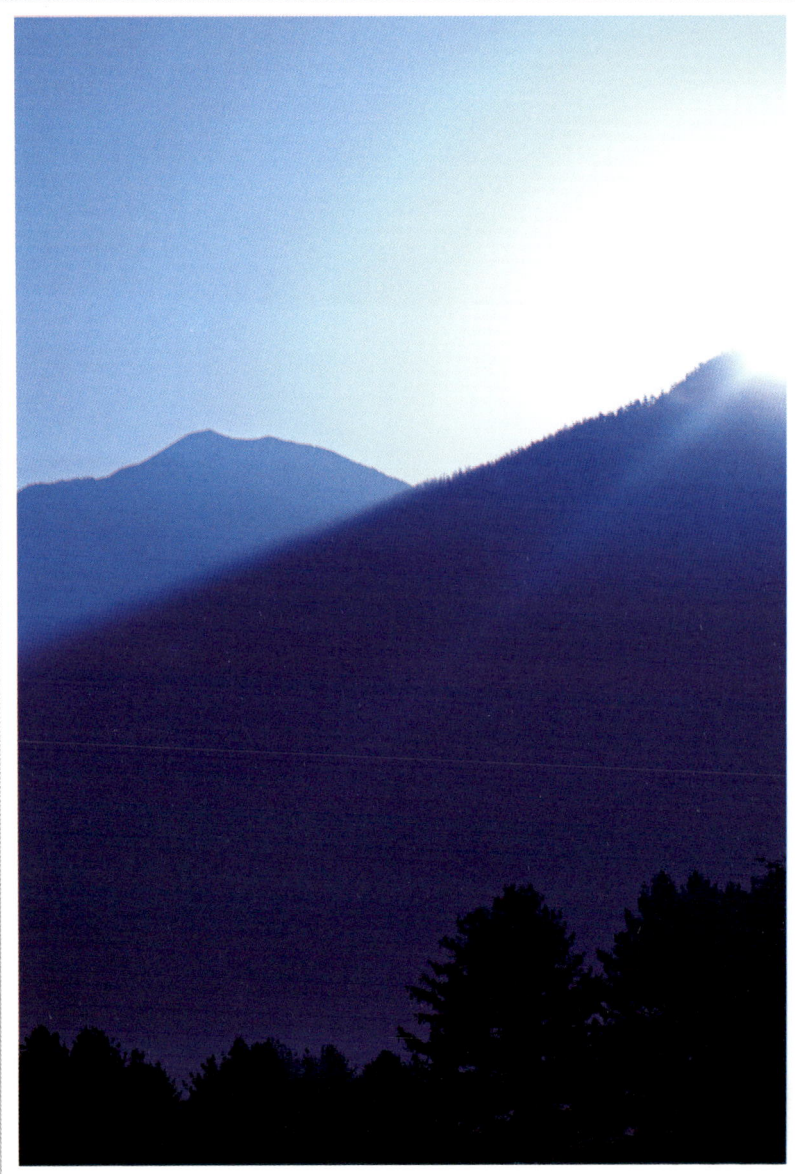

HIER SIND SIE RICHTIG

Dieses Buch mit „einfachen Regeln für ein gesundes Leben" hat eine etwas andere Botschaft: Wir möchten Ihnen Tipps geben, was Sie tun können, um sich topfit und dabei aktiv, angeregt und geistig wach zu fühlen. Wir überschütten Sie nicht mit unnötigen Informationen. Aber Sie bekommen fundierte Ratschläge, die Ihnen helfen, ein gesundes Leben zu führen. Dieses Buch möchte Sie nicht an einem Wochenende verändern. Es möchte Ihnen einen Weg aufzeigen, wie Sie dauerhaft und stabil zu einem gesunden Lebenswandel gelangen. Jederzeit können Sie auf jeder Seite einzelne Schritte finden, die Sie anleiten, sich besser zu fühlen. Wenn Sie schon auf eine klare Botschaft gewartet haben und dachten: „Sag mir doch, was ich tun soll", dann sind Sie hier richtig. Wir zeigen, was Sie tun müssen. Nach und nach kommen Sie zu einer gesunden Lebensweise, die Sie dauerhaft beibehalten. Seien Sie geduldig und genießen Sie die Veränderung.

DIESE REGELN SIND FÜR JEDEN

Wenn Sie Verantwortung für die eigene Gesundheit übernehmen möchten, ist es wichtig, sich auch selbst besser wahrzunehmen. Nicht nur die Mühen und Anstrengungen, sondern ebenso die Erfolge und Triumphe. Dieses Buch richtet sich an alle, egal ob Sie Fleisch essen oder Veganer sind, ob Sie Sportler sind oder gerade beschlossen haben, sich regelmäßig zu bewegen. Es handelt vom ganzen Menschen – dem Körper, dem Verstand, dem Temperament – und von den Gewohnheiten, die ihn prägen. Aber es handelt auch von den ganz individuellen Eigenheiten. Jeder Mensch ist anders, daher kommt es nicht nur darauf an, Regeln zu verinnerlichen. Es ist genauso wichtig, mit dem eigenen Körper, dem Verstand und dem eigenen Temperament vertraut zu werden. Wir helfen Ihnen dabei.

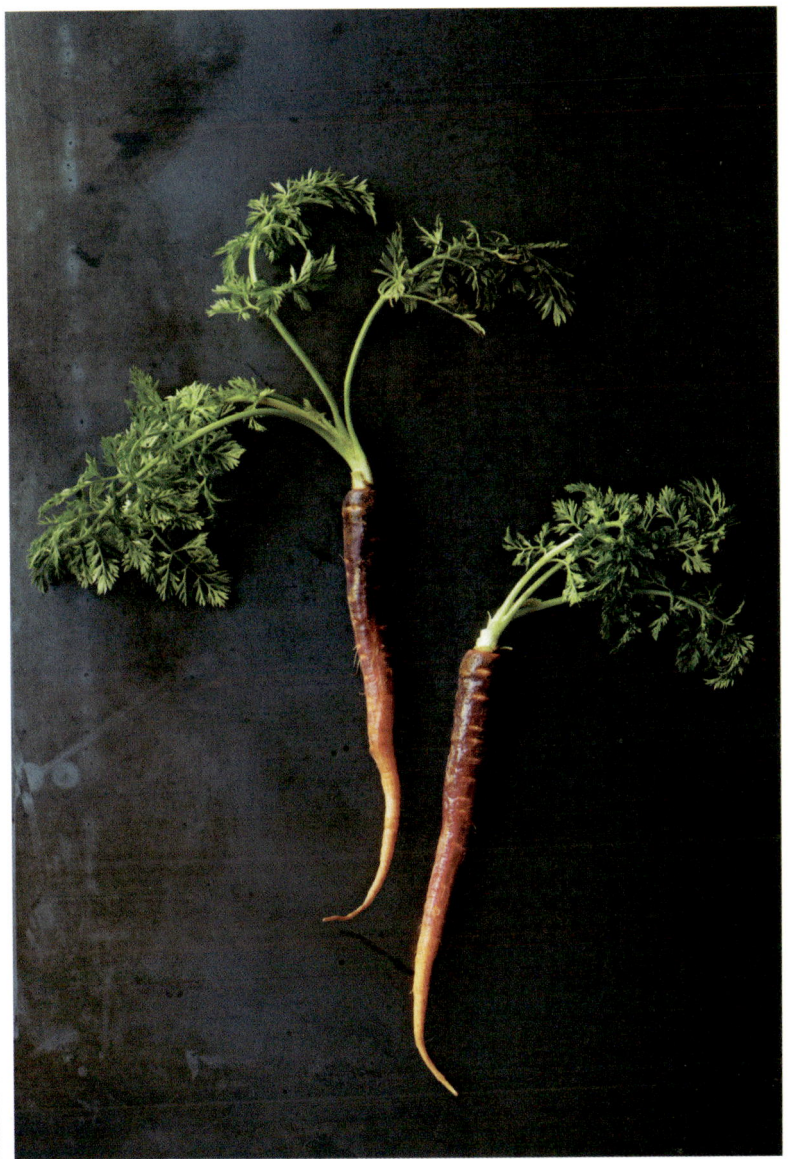

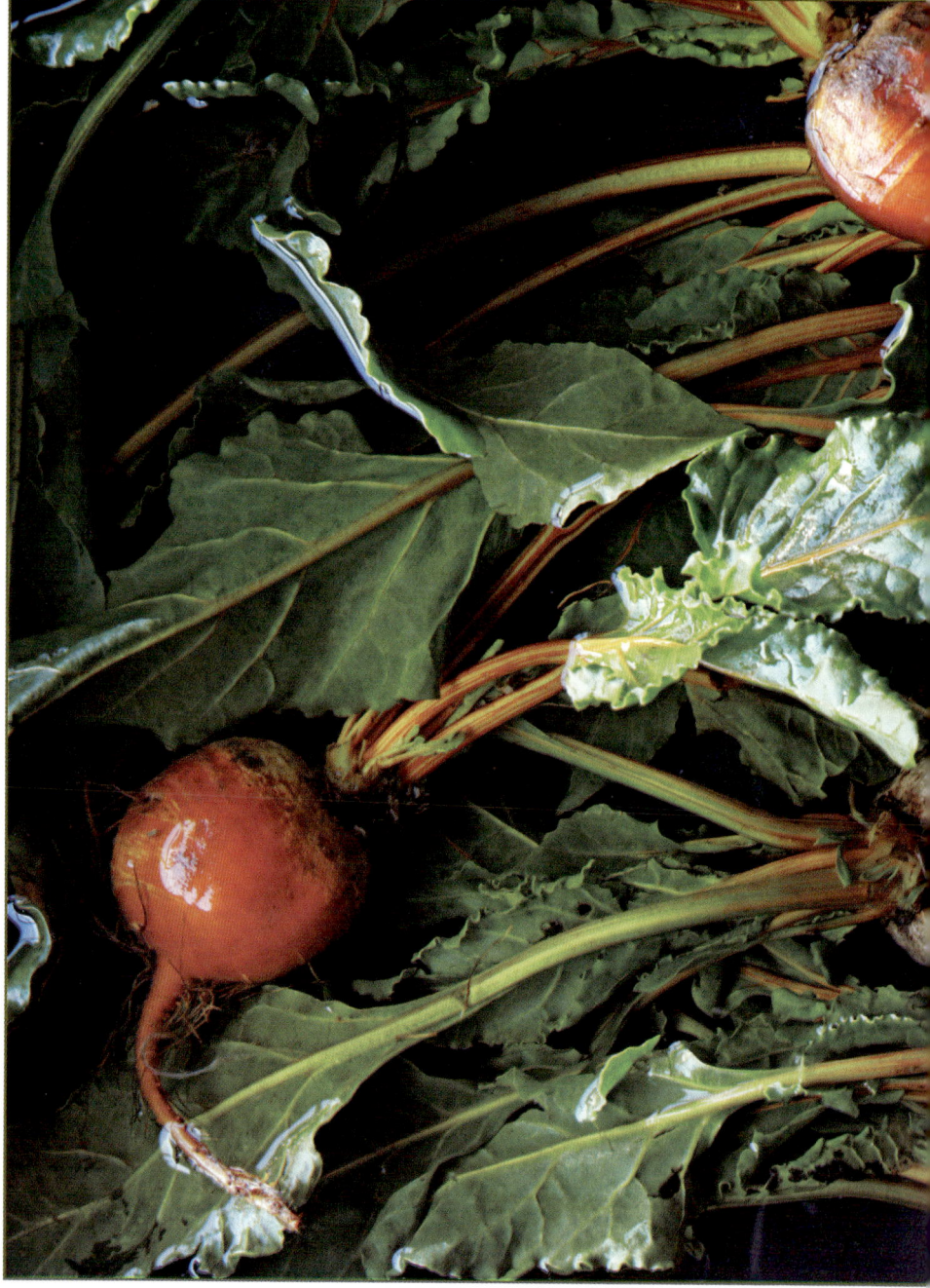

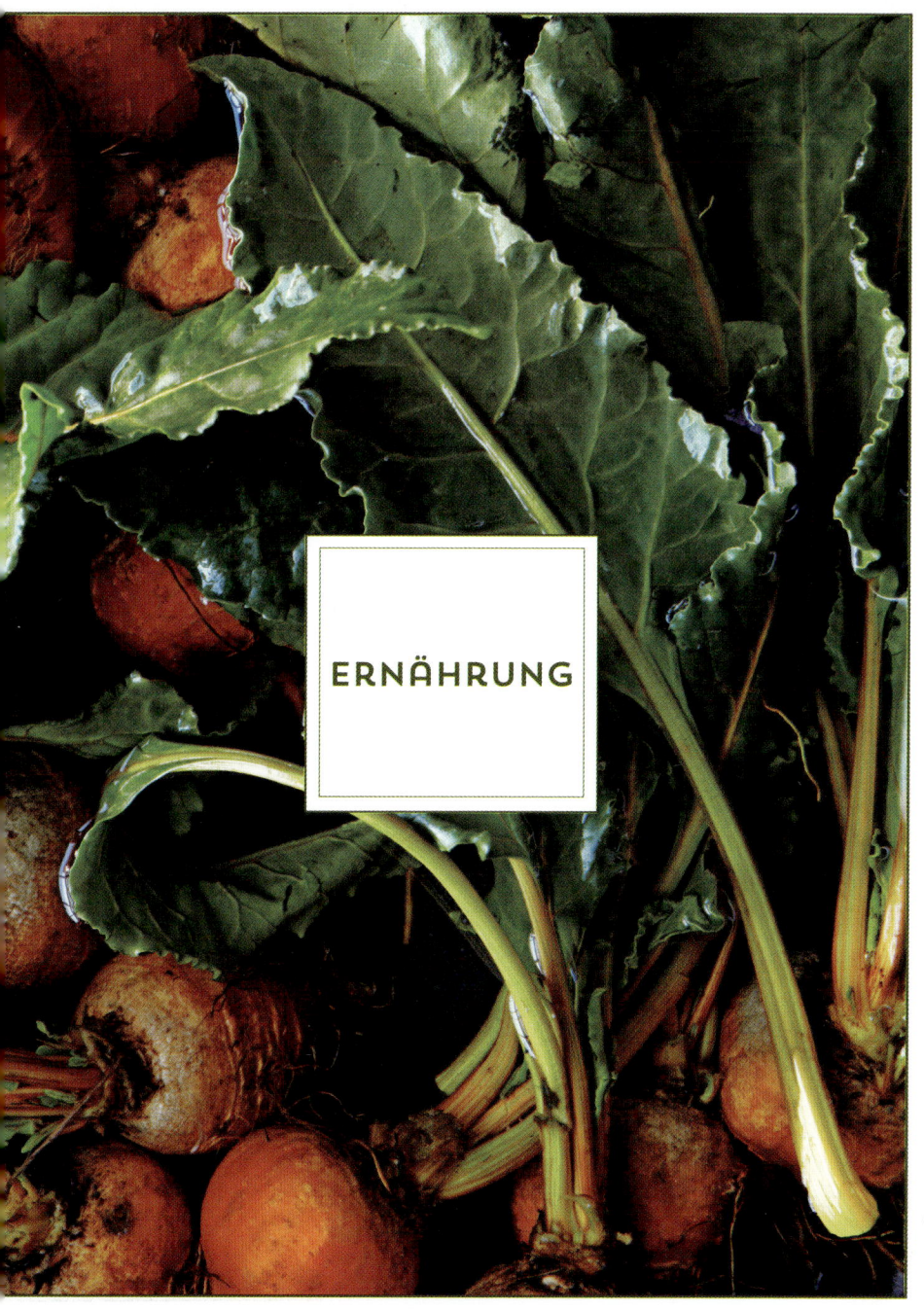

ERNÄHRUNG

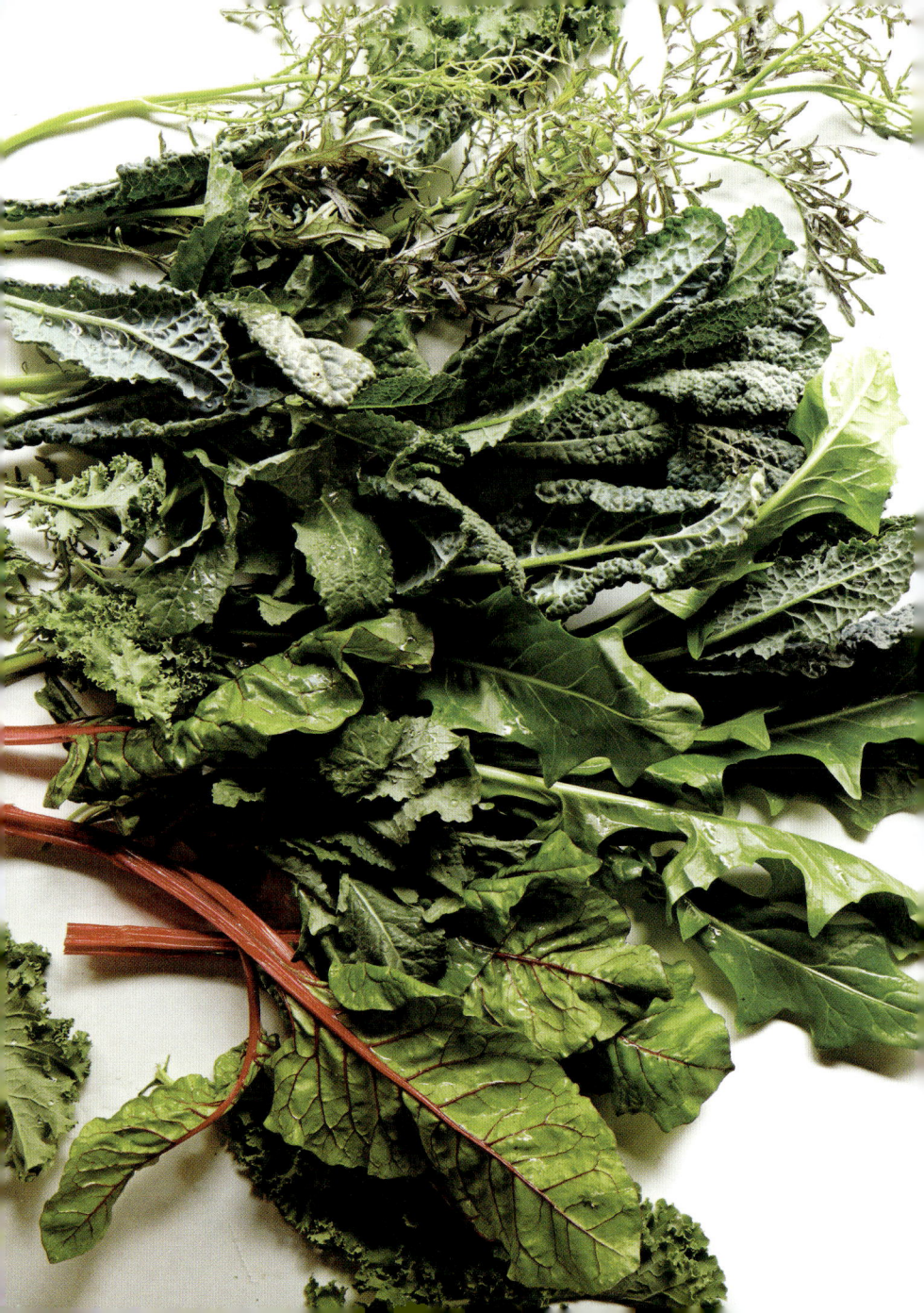

KAUFEN SIE ECHTE LEBENSMITTEL

Damit ist alles gemeint, was in der Erde wächst. Auch das, was verdirbt, wenn es nicht gekühlt wird oder was nur begrenzt haltbar ist. Kaufen Sie weniger abgepackte Lebensmittel, statt sich Gedanken über bestimmte Marken zu machen. Und räumen Sie alle Lebensmittel mit hohem Zuckeranteil oder künstlichen Süßstoffen wie Aspartam, Saccharin und Sucralose aus Ihrer Speisekammer.

WÄHLEN SIE GESUNDE FETTE

Ihr Körper braucht Fett zum Leben – gutes Fett, das man in nahrhaften Lebensmitteln wie Avocados, Nüssen, Kokosöl, Fleisch von Weidevieh, fettem Fisch und sogar in Butter von Weidekühen findet. Was Sie vermeiden sollten, sind *schlechte* Fette in frittierten und verarbeiteten Lebensmitteln. Gute Fette sind unbedenklich.

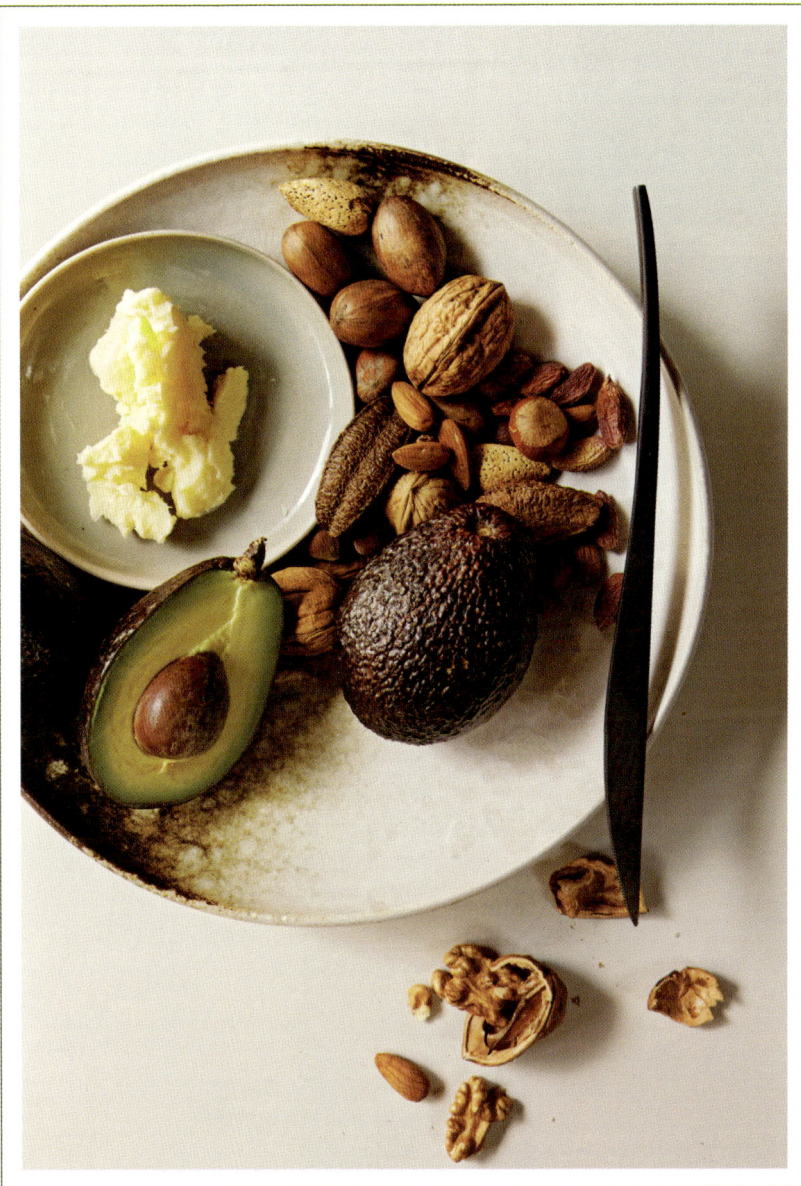

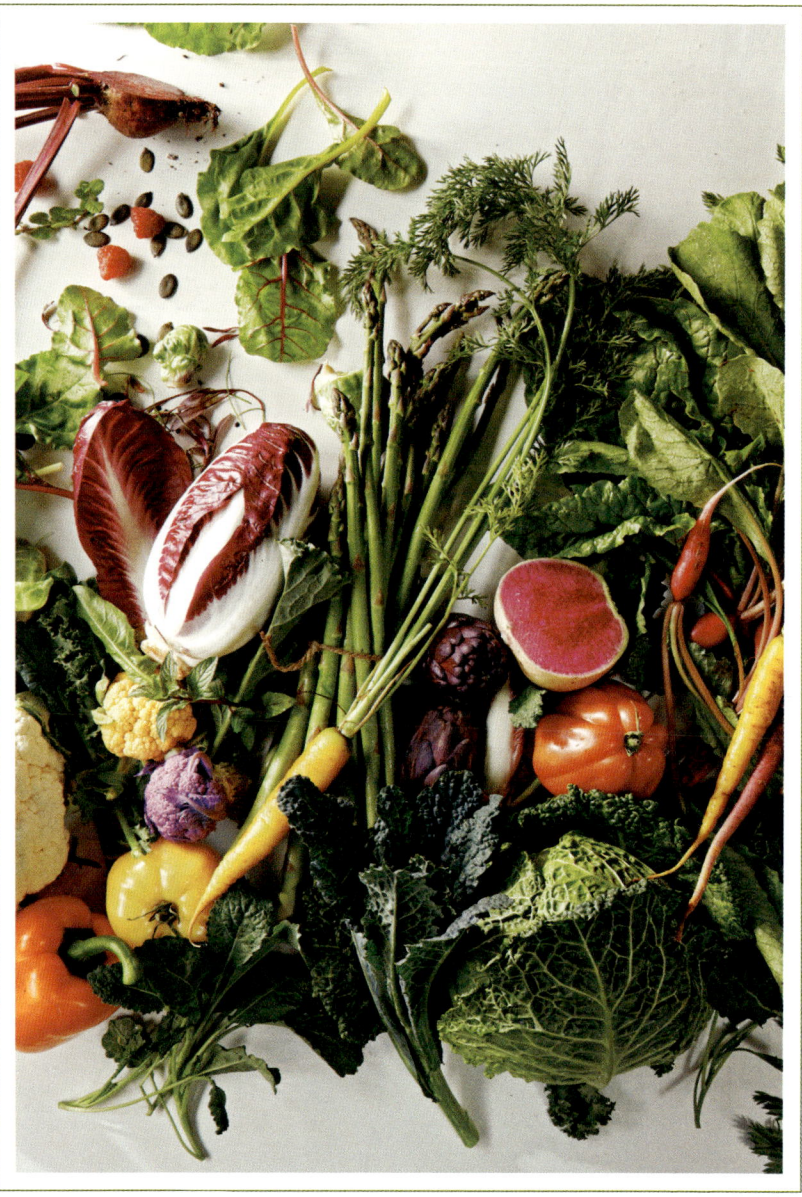

ESSEN SIE NACH DEN FARBEN DES REGENBOGENS

Gemüse (und einige Obstsorten) in dunklen Farben soll-
ten den Großteil Ihrer Ernährung bestimmen. Intensive
Farben deuten auf einen hohen Gehalt an pflanzlichen
Nährstoffen hin, also biologisch aktiven Substanzen, die
Pflanzen vor Viren und Bakterien schützen – und dem
Menschen ähnlichen Nutzen bringen.

KAUFEN SIE BIOLOGISCH UND REGIONAL EIN

Sie haben schon viel über die Auswirkungen konventioneller Landwirtschaft auf die Umwelt gehört und wissen auch, dass es gut ist, regionale Produkte zu kaufen, weil dadurch der Verbrauch von Chemikalien (beim Anbau) und Treibstoff (durch den Transport) reduziert wird. Doch es gibt auch gesundheitliche Gründe, warum man regionale und biologische Produkte kaufen sollte: Konventionell angebautes Obst und Gemüse wächst oft auf nährstoffarmen Böden. Die Sachen können zwar sehr gut aussehen, dabei aber wenig nahrhaft sein. Und der Transport, die dadurch verlängerte Kühldauer und die Behandlung für eine längere Haltbarkeit vermindern die Qualität zusätzlich. Kaufen Sie also möglichst oft auf Bauernmärkten. Wählen Sie biologische Produkte, wenn Sie es sich leisten können. Und wenn Sie in Läden mit regionalen Produkten einkaufen können (das ist so wie Gemüse aus dem eigenen Garten), ist das perfekt.

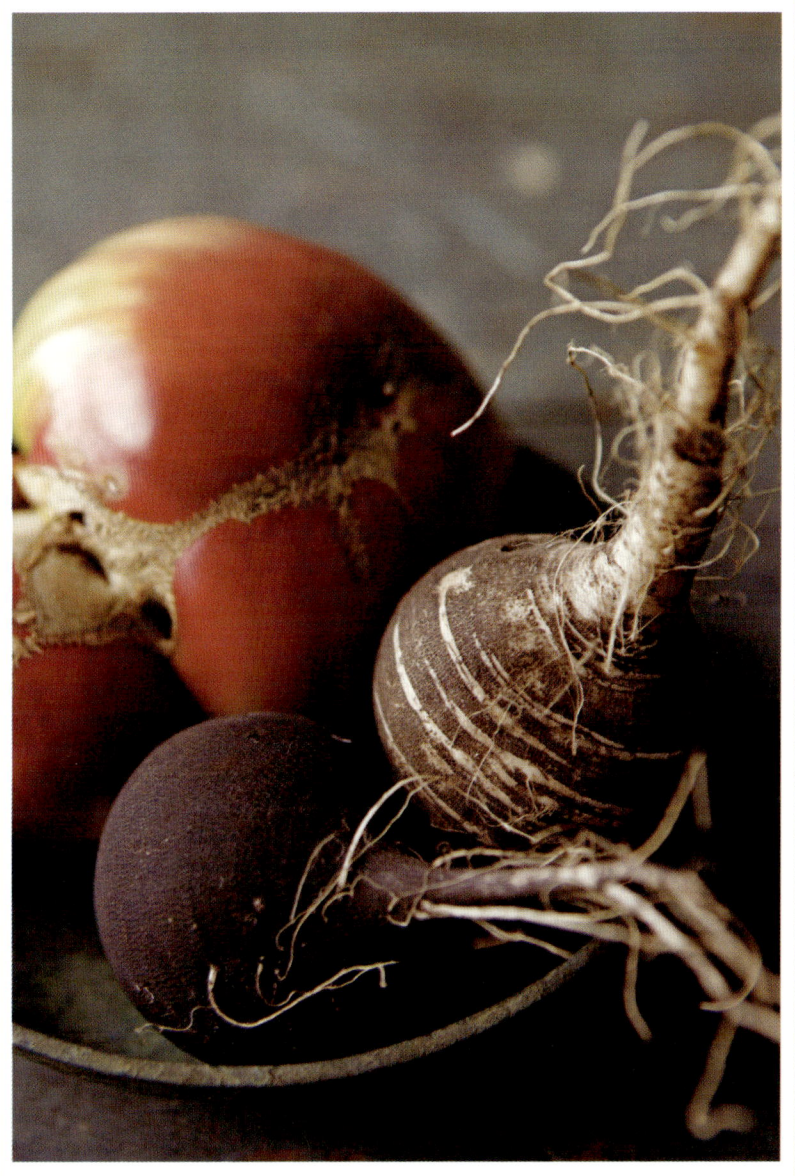

VERMEIDEN SIE ZUCKER

Es geht hier nicht um Karies und Kalorien. Zucker erhöht das Risiko für Herzkrankheiten, Krebs, Diabetes und Alzheimer. Wenn dieses Buch nur zu einem einzigen Wandel anregen kann, dann sollte es die drastische Reduzierung Ihres Zuckerkonsums sein. Zucker ist in allen verarbeiteten Lebensmitteln versteckt, nicht nur in Kuchen und Keksen, sondern auch in Müsli, Brot, salzigen Snacks und Joghurt, um nur einige aufzuzählen. Rohzucker und brauner Zucker haben zwar ein besseres Image, sind aber genauso problematisch wie der weiße. Lassen Sie ihn einfach weg.

GLUTAMIN HILFT IHNEN, VOM ZUCKER LOSZUKOMMEN

Wenn Sie ein süßer Zahn sind und schon oft versucht haben, von Zucker loszukommen, nehmen Sie als Nahrungsergänzung Glutamin zu sich, wenn Sie gerade das Verlangen nach Süßem haben (Sie brauchen dann alle vier bis sechs Stunden 1000 mg). Diese Aminosäure überlistet Ihren Körper, weil er sie für Zucker hält (Glukose). Sie bekommen Glutamin überall, wo gute Vitamin- und Nahrungsergänzungsmittel verkauft werden.

PROBIEREN SIE STEVIA ALS ZUCKERERSATZ

Wählen Sie Stevia als Süßungsmittel für Ihr morgendliches Getränk. Es ist ein natürlicher Süßstoff, der den Blutzucker nicht beeinträchtigt. Sie bekommen Stevia als Pulver oder Flüssigkeit. Sie können gelegentlich auch einen Tropfen Honig oder Ahornsirup nehmen (beide sind aber fast so schädlich wie Zucker). Aber verwenden Sie keine künstlichen Süßstoffe wie Saccharin oder Aspartam.

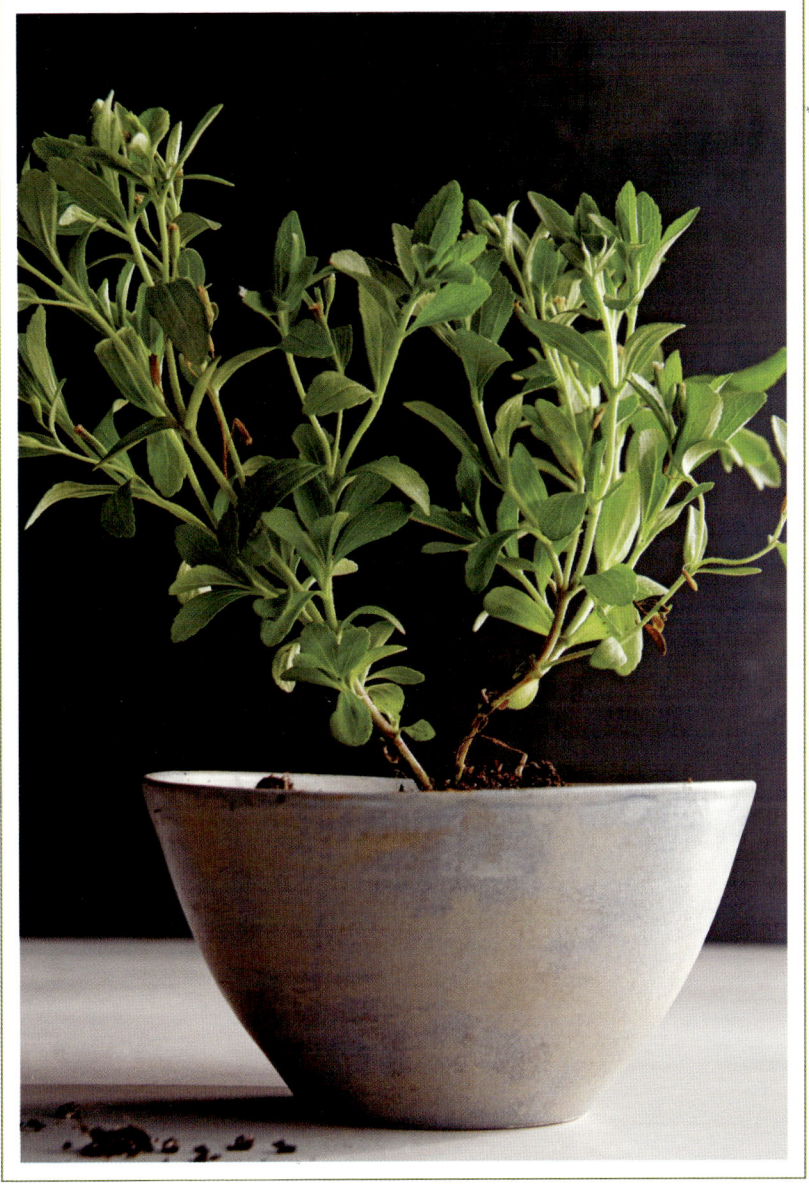

ESSEN SIE OBST MIT NIEDRIGEM ZUCKERGEHALT

Zucker bleibt Zucker, egal ob es sich um weißen Haushaltszucker oder Zucker in Bananenform handelt, und Ihr Körper sollte nicht zu viel davon bekommen. Ein Stück frisches Obst als Snack ist gut, aber übertreiben Sie es nicht. Wenn möglich, wählen Sie Obst mit niedrigem Zuckergehalt wie Erdbeeren, Brombeeren, Himbeeren, Melonen oder Grapefruits. Und trinken Sie keine gekauften Fruchtsäfte, denn diese enthalten eine Menge Zucker – oft sogar Zuckerzusätze – und es fehlen dabei die gesunden Fasern der ganzen Frucht.

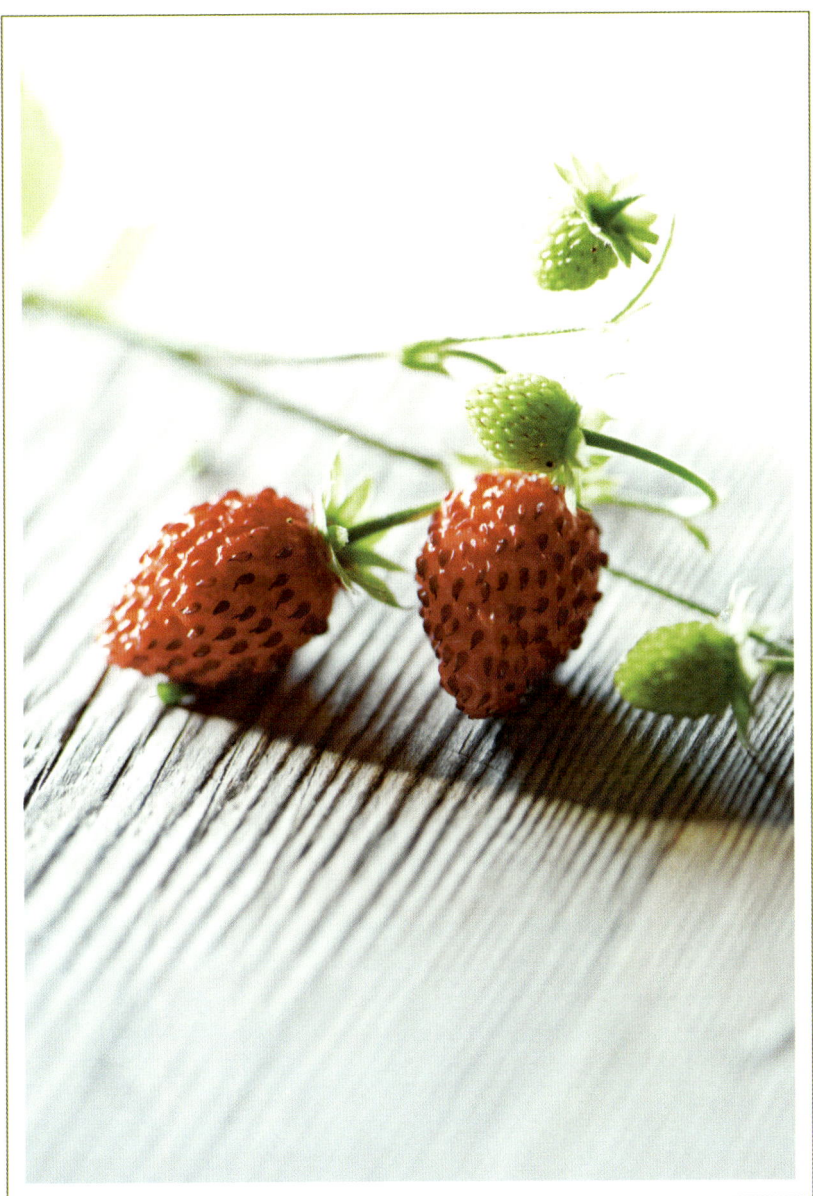

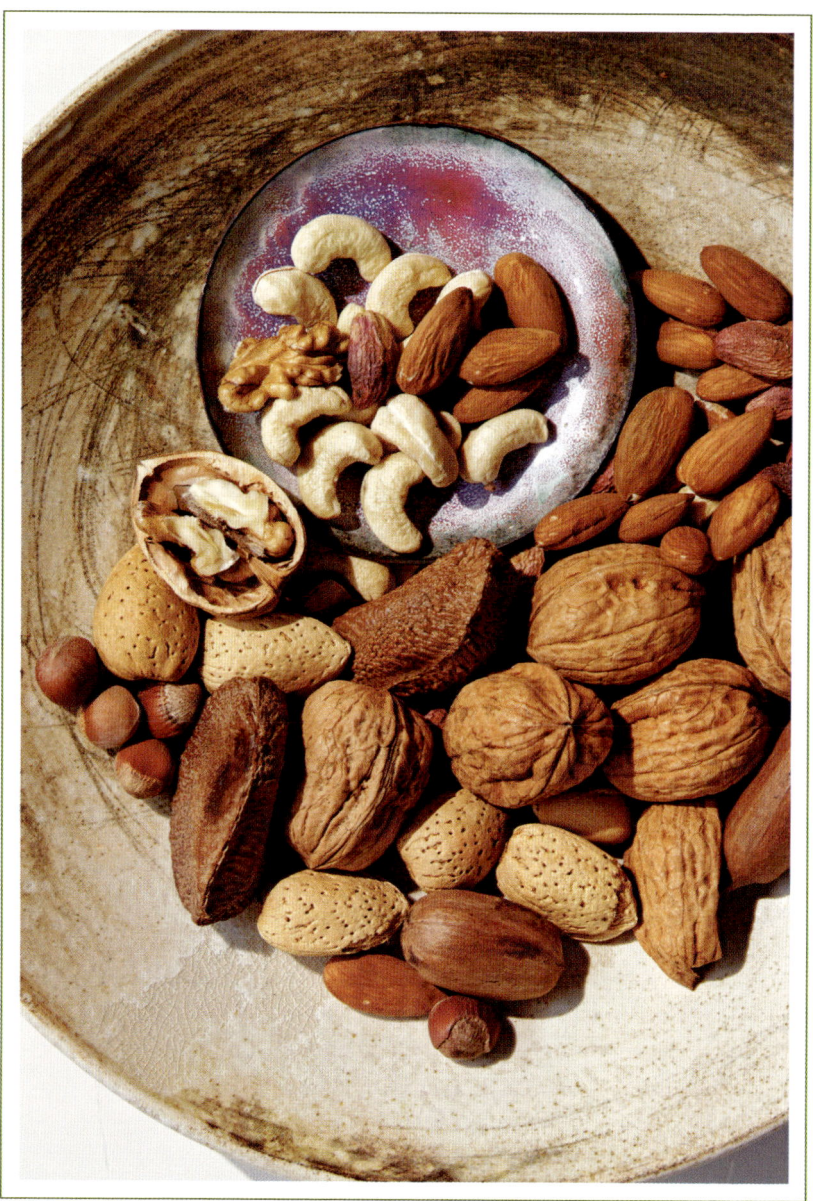

ESSEN SIE ROHE NÜSSE

Rohe Nüsse sind voller Nährstoffe. Das gilt aber nicht für geröstete, gesalzene Nüsse aus dem Supermarkt. Durch das industrielle Rösten bei hohen Temperaturen werden viele Nährstoffe der Nüsse zerstört. Kaufen Sie rohe Nüsse und essen Sie diese auch roh oder rösten Sie sie behutsam selbst. Verteilen Sie sie einfach auf einem Backblech und rösten Sie sie 10 bis 15 Minuten unter dem Backofengrill bei 75 °C (dabei aufpassen, dass sie nicht anbrennen). Wer will, kann noch etwas unraffiniertes Meersalz darüberstreuen, wenn die Nüsse aus dem Ofen kommen.

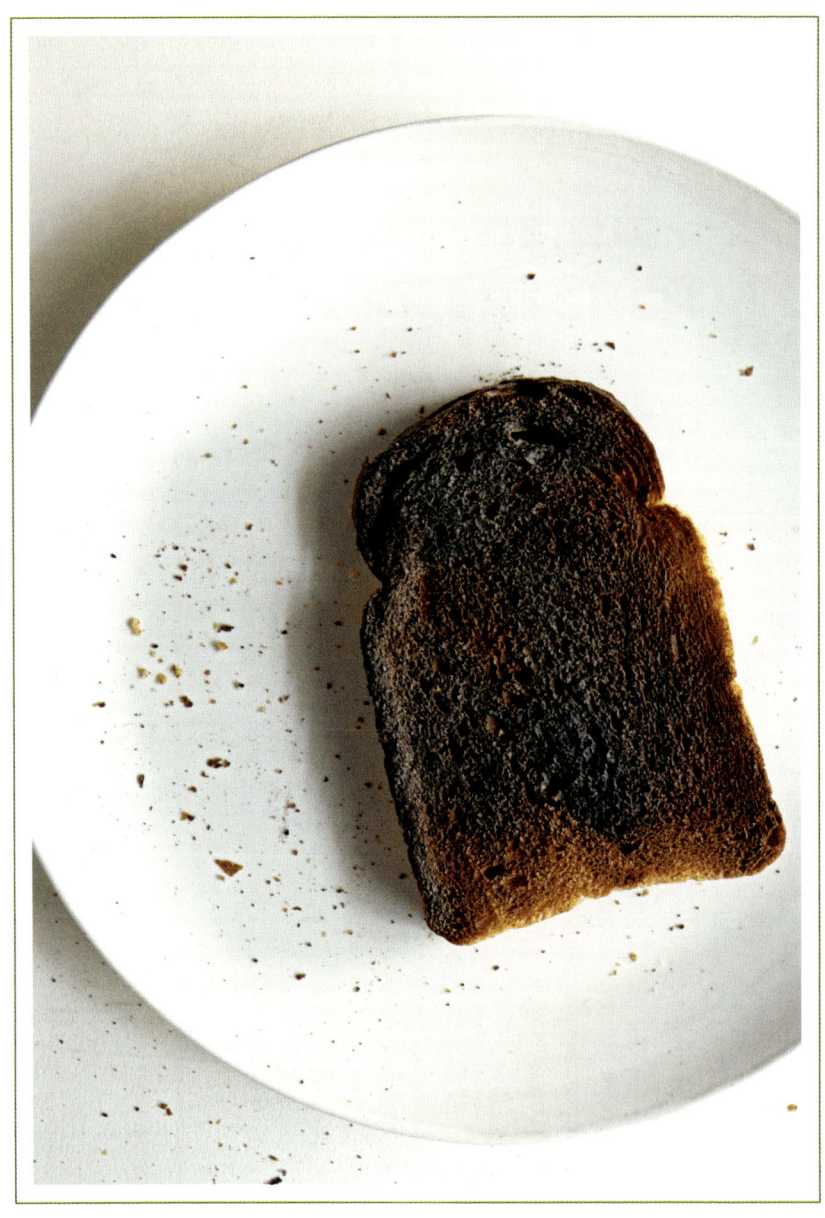

MACHEN SIE SCHLUSS MIT BROT

Weizen ist kein guter Freund. Er macht abhängig und wirkt appetitanregend, außerdem kann das darin enthaltene Gluten krank machen. Teigwaren und Brot können Probleme bereiten – und andere Weizenprodukte sind nicht besser. Man kann eine große Veränderung im Leben bewirken, wenn man morgens auf das Toastbrot, mittags auf das Sandwich und abends auf die Nudeln verzichtet. Und wenn man sich das einmal vorgenommen hat, sieht man, dass es viele leckere Alternativen gibt.

BEOBACHTEN SIE IHRE REAKTIONEN AUF GLUTEN

Brot und Nudeln gehören häufig völlig selbstverständlich zu unseren Grundnahrungsmitteln. Doch viele Menschen vertragen das in diesen Produkten enthaltene Gluten nicht. Beobachten Sie also die Reaktionen Ihres Körpers nach dem Genuss von Brot und Co. Werden Sie schnell müde? Fühlen Sie sich im Kopf wie benebelt? Leiden Sie unter unerklärlichen Magenschmerzen? Daran kann das Gluten schuld sein, das ihr Körper unter Umständen nicht vollständig abbauen kann. Es gibt eine große Bandbreite an Glutenunverträglichkeiten. Viele Menschen sind nur leicht empfindlich, andere sehr stark. Menschen mit Zöliakie vertragen überhaupt kein Gluten und sollten sich unbedingt ärztlich betreuen lassen. Beobachten Sie die Häufigkeit und Stärke Ihrer Beschwerden und testen Sie, wie es Ihnen mit einer glutenarmen oder sogar -freien Ernährung geht. Übrigens, auch abgepackte glutenfreie Produkte sind ungünstig – die meisten sind mit Stärke aufbereitet, die Ihrem Körper auf andere Weise schadet.

SEIEN SIE VORSICHTIG MIT SOJA

Wenn Sie viel Tofu essen, Sojamilch trinken oder in der Küche häufig Fleischersatz aus Soja zubereiten, sollten Sie das noch einmal überdenken. Eine Studie des WWF zeigt, dass über 80 Prozent aller Soja-Importe auf dem deutschen Markt Gentechnik enthalten und voller Pestizide stecken. Neueste Studien zeigen, dass Soja der Gesundheit auch schaden kann. Die Schilddrüsenfunktion, der Stoffwechsel und der Hormonhaushalt können durcheinander gebracht werden. Häufig wird argumentiert, dass Soja voller Proteine sei, aber aufbereitete Proteine sind nicht gut für den Körper. Fermentiertes Soja – wie Miso und Tempeh – ist besser, wenn es Ihr Verdauungssystem nicht beeinträchtigt. Kaufen Sie Bio-Sojaprodukte sowie gentechnisch unveränderte Produkte und verzehren Sie sie höchstens zweimal pro Woche. Edamame (naturbelassene Sojabohnen) ist prima. Wenn Sie Vegetarier sind, greifen Sie auf andere Quellen zurück, wie zum Beispiel Blattgemüse, Quinoa und Linsen.

ACHTEN SIE AUF MILCHPRODUKTE

Viele Erwachsene vertragen keine Kuhmilch. Unser Verdauungssystem ist nicht optimal darauf ausgerichtet. Nehmen Sie daher nur kleine Mengen Kuhmilchprodukte zu sich. Auch wenn sie Ihren Magen nicht wirklich beeinträchtigen, sind sie nicht gut – sie lösen Entzündungen aus, erzeugen Schleim und verschlimmern jahreszeitlich bedingte Allergien. Es ist nicht richtig, dass man unter Kalziummangel leidet, wenn man auf Kuhmilchprodukte verzichtet. Sie können Ihrem Körper das notwendige Kalzium auch durch dunkelgrünes Blattgemüse wie Grünkohl und Spinat zuführen, ohne den Darm zu belasten. Und Sie können Milch und Sahne durch ungesüßte Mandelmilch oder Kokosmilch ersetzen. Wenn Sie Milchprodukte zu sich nehmen, stellen Sie sicher, dass die Milch biologisch erzeugt wurde und von Weidekühen stammt. Konventionell hergestellte Milchprodukte können Pestizide, Steroide, Antibiotika und Bakterien von kranken Tieren enthalten.

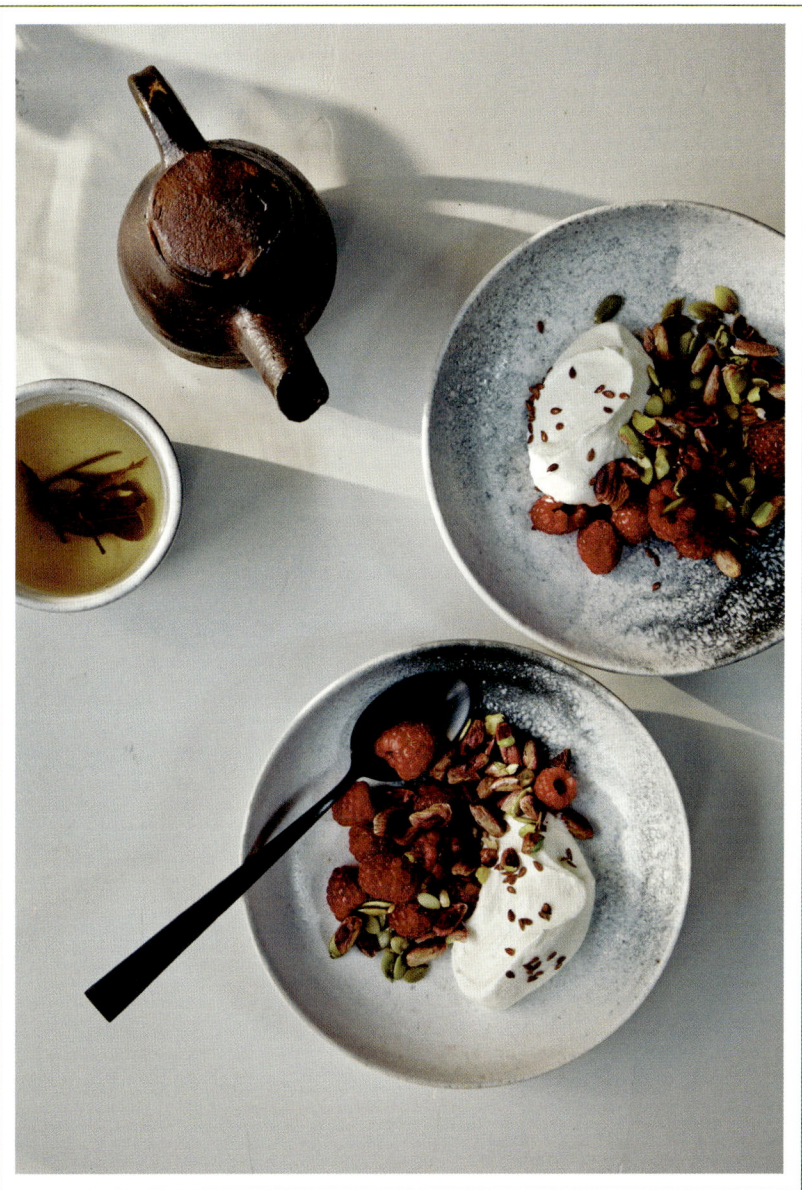

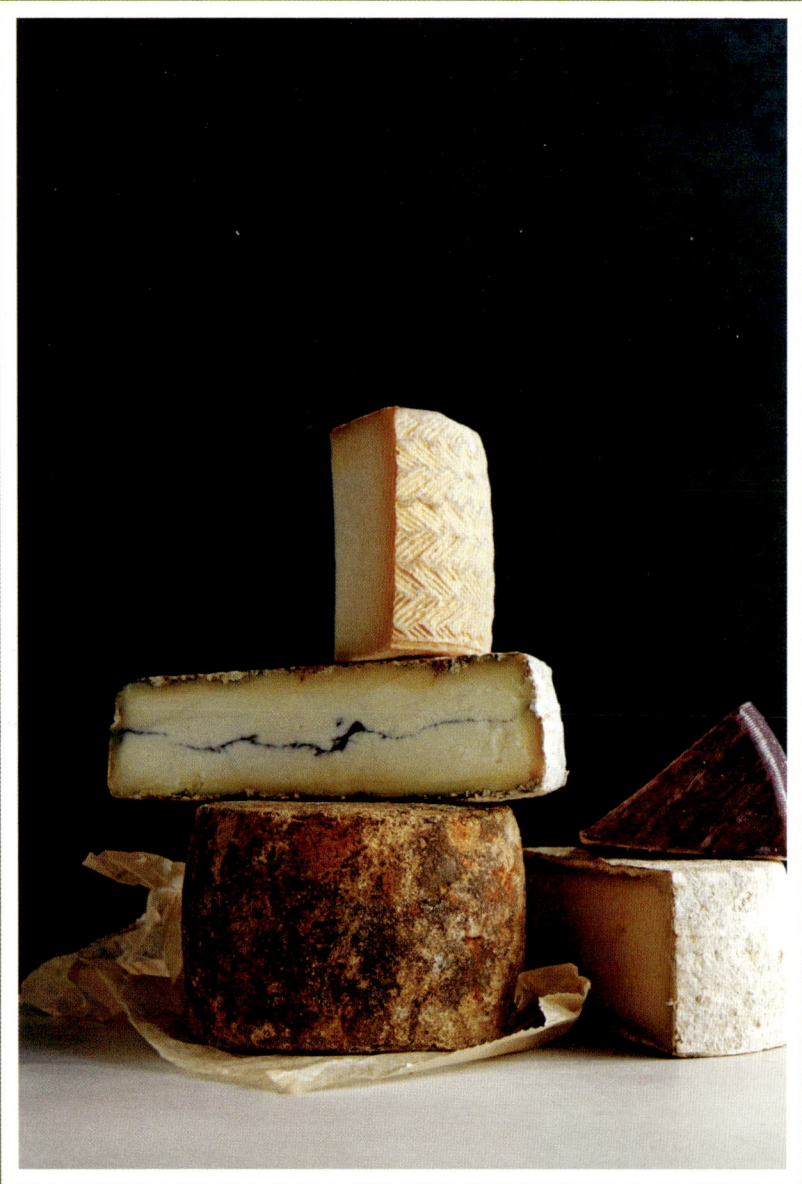

WÄHLEN SIE KÄSE SORGFÄLTIG AUS

Wenn Sie sich ein Leben ohne Käse nicht vorstellen können, dann sollten Sie zumindest wissen, welche Käsesorten besser für Sie sind als die weit verbreiteten Kuhmilchprodukte. Rohmilchkäse, Schafskäse (Feta), Manchego und Roquefort sowie Ziegenkäse und Büffelmozzarella gehören dazu. Wie bei allen Tierprodukten gilt auch hier: je gesünder das Tier, desto besser das Produkt. Kaufen Sie daher möglichst bei Bauern aus Ihrer Umgebung, deren Arbeitsweise Sie kennen.

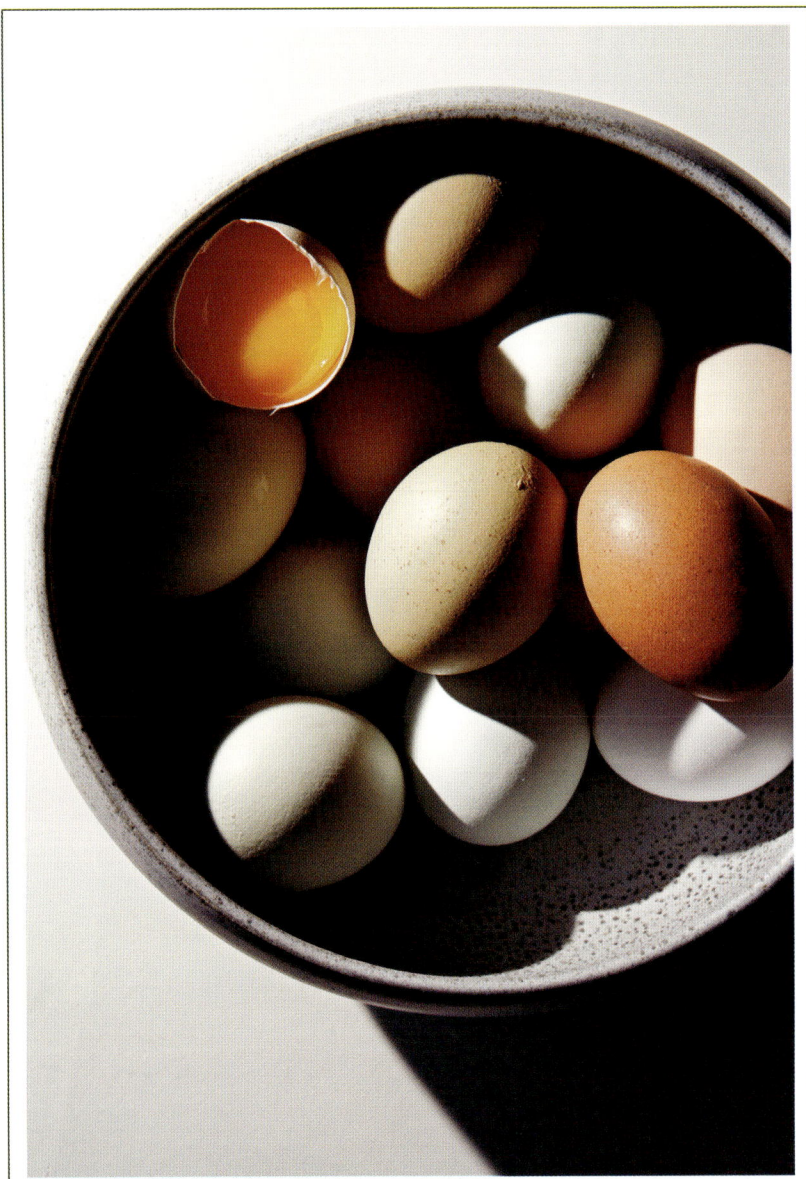

ESSEN SIE EIGELB

Entgegen der weit verbreiteten Meinung hat das Cholesterin in der Nahrung so gut wie keinen Einfluss auf den Cholesterinspiegel in Ihrem Blut. Es sind der Zucker und die Kohlenhydrate, die die Produktion von schlechtem Cholesterin im Körper ankurbeln und nicht die Eier. Essen Sie also Eier (zumindest wenn Sie keine Unverträglichkeit haben) und essen Sie sie ganz. So sind Omeletten, nur aus Eiweiß bestehend, eher ungünstig, denn wenn Sie nur einzelne Bestandteile von Lebensmitteln zu sich nehmen, steigert das das Bedürfnis nach den weggelassenen, und das kann ungesund werden. Eigelb enthält Cholin, das wichtig für die Funktionsweise der Zellen, besonders der Hirnzellen, ist. Es setzt mehr der guten Fette frei, die der Körper benötigt.

ACHTEN SIE AUF DIE ART DER KALORIEN UND NICHT NUR AUF DIE MENGE

Ständiges Kalorienzählen kann zum Verzehr von künstlichen Süßstoffen und Konservierungsstoffen verleiten, die Ihren Körper schädigen können. Denken Sie stattdessen über weitgehend naturbelassene und nährstoffreiche Lebensmittel nach. Achten Sie also eher auf die Quelle der verzehrten Kalorien als auf die Zahl. (Hundert Kalorien aus Grünkohl sind viel besser als hundert Kalorien aus einem Getränkeautomaten.)

ESSEN SIE,
BIS SIE ZU 80 PROZENT
SATT SIND

Zu Hause ist es leicht, die Portionsgröße zu kontrollieren. Aber in Restaurants, wo die Portionen meist sehr groß sind, sollten Sie aufpassen. Essen Sie zuerst nur die Hälfte dessen, was auf Ihrem Teller ist, und machen Sie dann eine Pause. Sind Sie satt? Haben Sie keinen Hunger mehr? Stellen Sie sich vor, jetzt einen schönen Kamillentee zu trinken, anstatt weiter zu essen? Lehnen Sie sich zurück. Sie sind fertig.

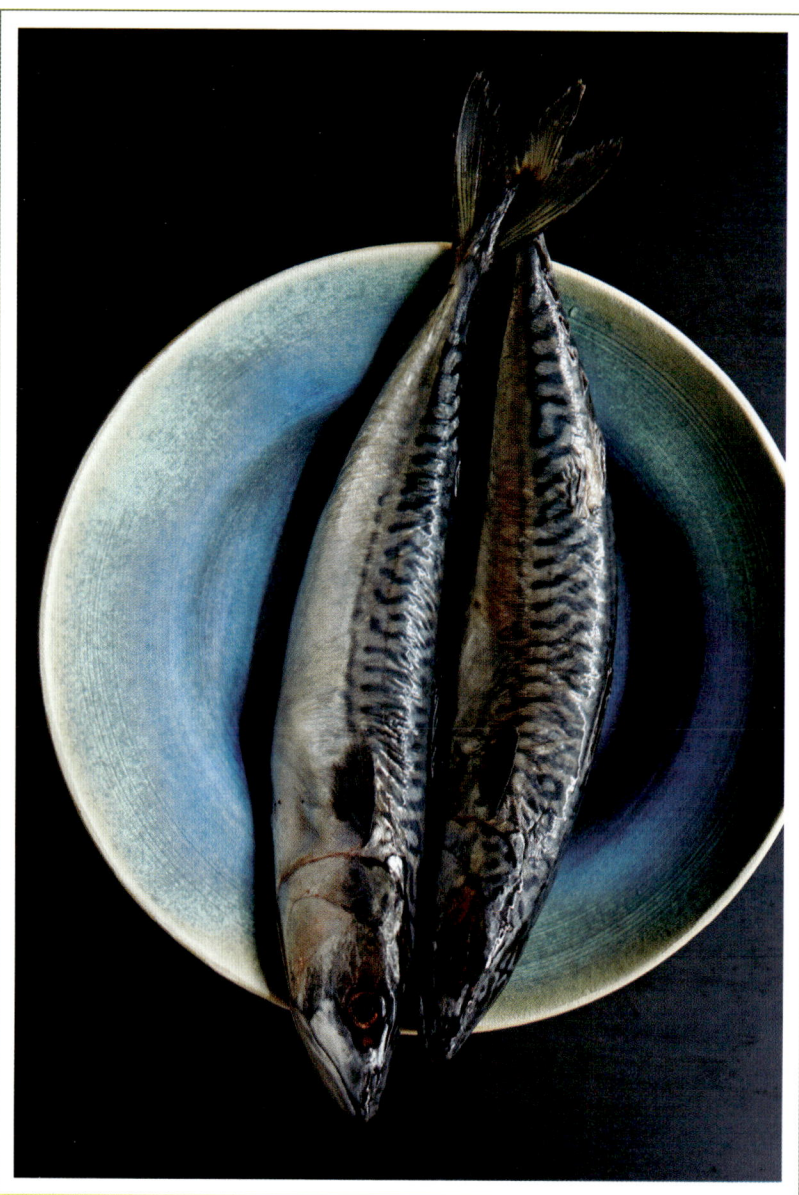

WÄHLEN SIE KLEINE FISCHE, KEINE GROSSEN

Je größer und älter ein Fisch ist, desto mehr Quecksilber enthält er. Warum enthält Fisch überhaupt Quecksilber? Aus Kohlekraftwerken gelangt Quecksilber in die Luft und setzt sich im Wasser ab. Kleines Plankton nimmt es auf. Kleine Fische essen das Plankton, und sie werden wiederum von großen Fischen verspeist. Quecksilber ist allgegenwärtig. Lassen Sie die Finger von sehr großen Fischen wie Schwertfisch und Thunfisch und bevorzugen Sie eher wilde Scholle und Lachs. Quecksilber schädigt nicht nur Ihren Körper und die Zellproduktion, es behindert die Zufuhr wichtiger Mineralstoffe und wird sogar mit erhöhtem Alzheimer-Risiko in Verbindung gebracht. Sehr kleine Fische wie schwarzer Zackenbarsch, Sardinen aus der Dose und Sardellen haben den geringsten Quecksilbergehalt, sodass Sie sie bedenkenlos essen können. Auf der Internetseite www.gesundwachsen.org/de/quecksilber-im-fisch können Sie sich über Fisch mit geringem Quecksilbergehalt informieren.

ESSEN SIE WILDLACHS

Lachs enthält gesunde Fette und Proteine, daher spricht man so viel über ihn, wenn es um gesunde Ernährung geht. Wildlachs ist dabei besser als Zuchtlachs, weil Fisch, der in kleinen Becken aufgezogen und gehalten wird, in seinen eigenen Exkrementen schwimmt. Um diesen unhygienischen Zuständen entgegenzuwirken, werden Zuchtlachsen Antibiotika verabreicht, die Sie zu sich nehmen, wenn Sie den Fisch essen. Aber es kommt noch schlimmer: Die Nahrung dieser Fische kann genverändertes Soja, Getreide, Fischmehl und Fischöl enthalten. Zuchtlachse haben eine gräuliche Farbe, die sich später in orange-rosa wandelt. Wildlachs dagegen hat eine natürliche rosa Farbe, weil er sich von Krabben ernährt, die frei von Antibiotika und Chemie sind.

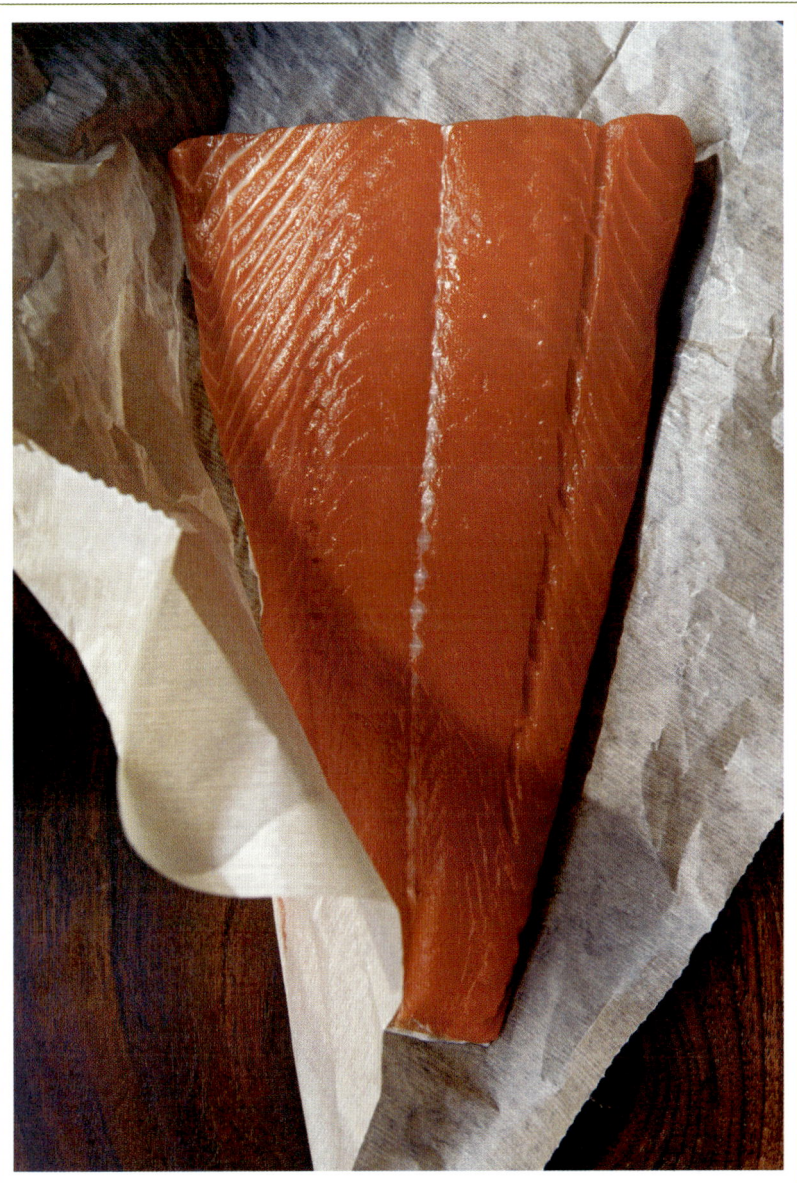

ACHTEN SIE AUF LEBENSMITTEL OHNE GENTECHNIK

Der Begriff „gentechnisch veränderte Organismen (GVO)" bezieht sich auf Getreide, dessen Samen im Labor mit Substanzen wie Hormonen, Antibiotika und Pestiziden behandelt wurde, um sie widerstandsfähiger gegen Krankheiten und Dürren zu machen. Diese Substanzen wachsen sozusagen in die Lebensmittel hinein und machen den Menschen oftmals krank. Seit man in den USA mit der Gentechnik begonnen hat, ist die Zahl chronischer Krankheiten und Allergien rapide angestiegen. Vermeiden Sie gentechnisch veränderte Lebensmittel, indem Sie so oft wie möglich regionale Bio-Produkte kaufen. Achten Sie beim Einkauf im Supermarkt darauf, dass konventionelle, abgepackte Lebensmittel mit dem Siegel „Ohne Gentechnik" versehen sind. Informieren Sie sich auf der Internetseite des Bundesverbandes der Verbraucherzentralen www.lebensmittelklarheit.de oder auf www.ohnegentechnik.de.

TRINKEN SIE WENIGER KAFFEE

Wenn Ihr Körper Koffein nur langsam verwertet, was bei vielen Menschen der Fall ist, dann ist das Koffein sieben Stunden, nachdem Sie eine Tasse Kaffee getrunken haben, noch nicht abgebaut. Das bedeutet, dass der Kaffee, den Sie um 16 Uhr trinken, die für den Schlaf wichtigen Neurotransmitter blockiert und Ihren natürlichen Rhythmus durcheinanderbringt, sodass Sie sich um 23 Uhr noch im Bett hin und her wälzen. Koffein steigert die Adrenalinproduktion, die eigentlich Stress reguliert. Wenn Sie mit Schlaflosigkeit oder mit großem Stress zu kämpfen haben, lassen Sie Koffein weg. Sie werden den Unterschied spüren. Oder halbieren Sie zumindest Ihren Kaffeekonsum und nehmen Sie kein Koffein mehr nach 13 Uhr zu sich (das gilt natürlich auch für Cola und Energy-Drinks).

MACHEN SIE DEN GETRÄNKEVERGLEICH: GRÜNER TEE ODER MILCHKAFFEE

Wenn Sie morgens einen Koffeinschub brauchen, wechseln Sie zu grünem Tee. Sie werden nicht nur viele schwer verdauliche Milchprodukte los, sondern stärken auch Ihr Immunsystem und rüsten sich gegen Krebs- und Herzerkrankungen. Möglicherweise beugen Sie so auch Demenz vor. Grüner Tee ist auch reich an Polyphenolen – pflanzlichen Antioxidanzien –, die die Haut vor sonnenbedingter Alterung schützen.

GRÜNER TEE	MILCHKAFFEE
KOFFEIN: ca. 25 mg	KOFFEIN: ca. 150 mg
FETT: 0 g	FETT: 7 g
ZUCKER: 0 g	ZUCKER: 17 g
KALORIEN: 0	KALORIEN: 190
KOHLENHYDRATE: 0 g	KOHLENHYDRATE: 18 g
FAZIT: etwas Energiezufuhr	FAZIT: Energieschub gefolgt von Müdigkeit, Bauchweh und Hunger

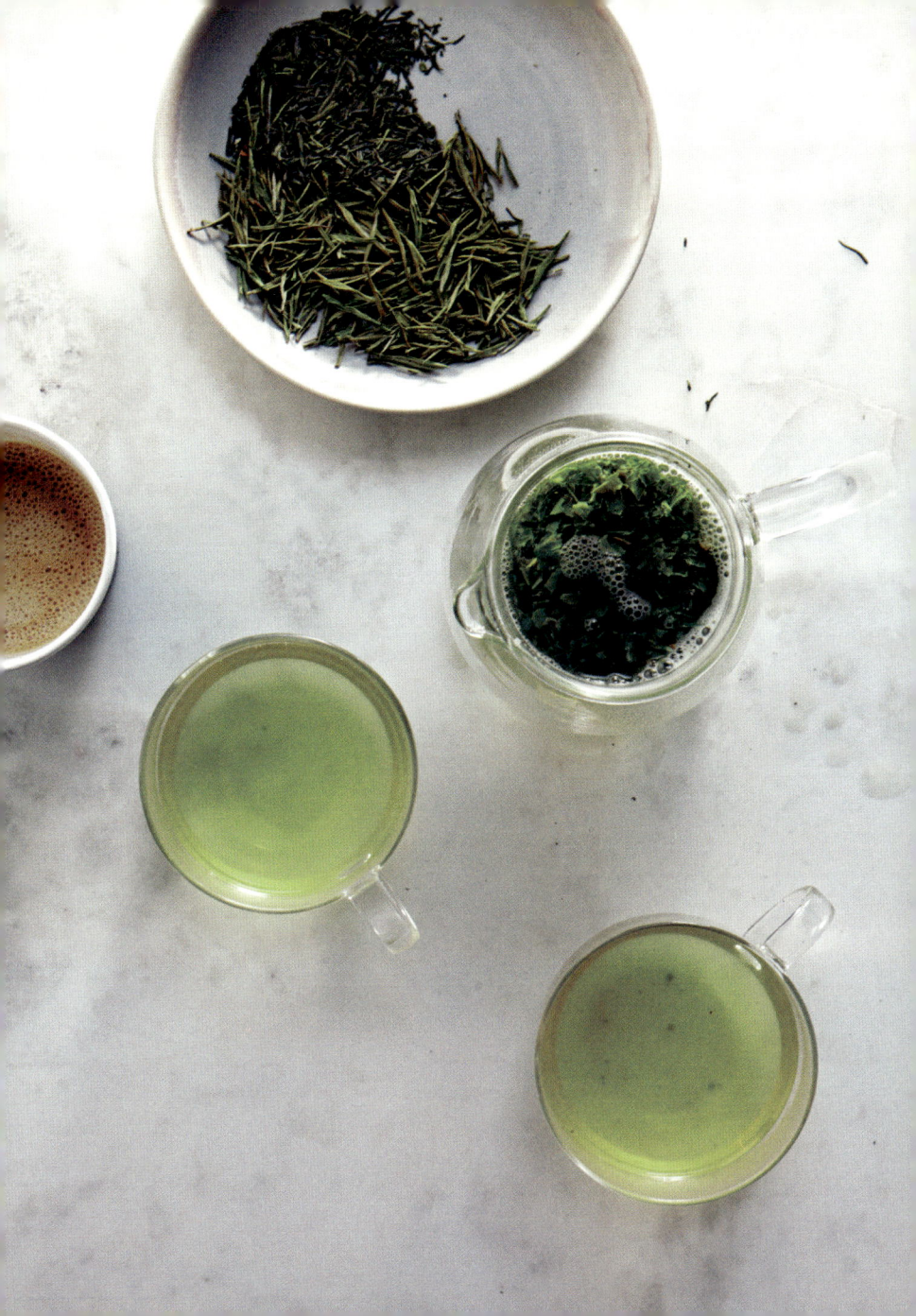

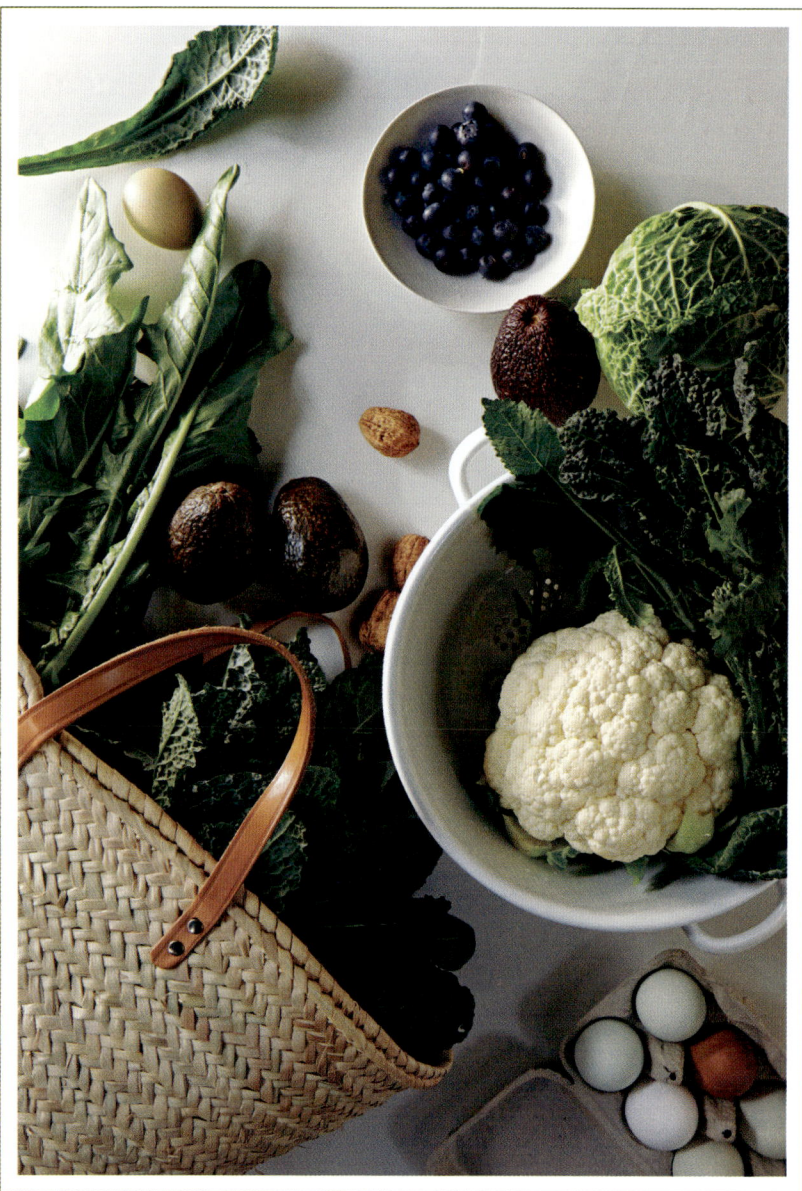

DAS SOLLTEN SIE JEDE WOCHE KAUFEN

DUNKLES BLATTGEMÜSE
reduziert das Krebsrisiko, stärkt das
Herz-Kreislauf- und das Immunsystem

KREUZBLÜTENGEWÄCHSE
(z. B. Brokkoli, Blumenkohl, Kohlrabi,
Rosenkohl) reduzieren das Krebsrisiko

AVOCADO
schützt vor Herzkrankheiten, Krebs und
einigen degenerativen Erkrankungen

HEIDELBEEREN
beugen Krebs, Diabetes, Herzkrankheiten,
Geschwüren und hohem Blutdruck vor

EIER
sind voller Proteine und gesunder Fette

WALNÜSSE
sind voller Omega-3-Fettsäuren und anderen
Nährstoffen, die Ihr Herz schützen

BEREITEN SIE GESUNDE LEBENSMITTEL VOR

Wenn gesunde Lebensmittel vorbereitet im Kühlschrank liegen, dann isst man sie auch. Andernfalls greift man wahrscheinlich eher zu abgepackten Lebensmitteln wie Keksen, Schokolade und Chips. Nehmen Sie sich daher nach dem Einkauf auf dem Bauernmarkt oder im Bioladen eine halbe Stunde Zeit und bereiten Sie Ihre Lebensmittel vor, bevor Sie sie einräumen. Waschen Sie Heidelbeeren, Erdbeeren, Trauben und Kirschtomaten, trocknen Sie diese wieder gut ab und bewahren Sie sie in Glas- oder Frischhalteboxen auf. Putzen, waschen und trocknen Sie Karotten und Paprikaschoten, schneiden Sie das Gemüse in mundgerechte Stücke und verstauen Sie es ebenfalls in Behältern. Kochen Sie ungefähr 10 Eier, bis sie hart sind. Waschen und schleudern Sie Salat und bewahren Sie ihn in der trockenen Salatschleuder oder in einem Plastikbeutel auf. Mit diesen gesunden, verzehrfertigen Snacks fällt es Ihnen leicht, auf Fast und Junkfood zu verzichten.

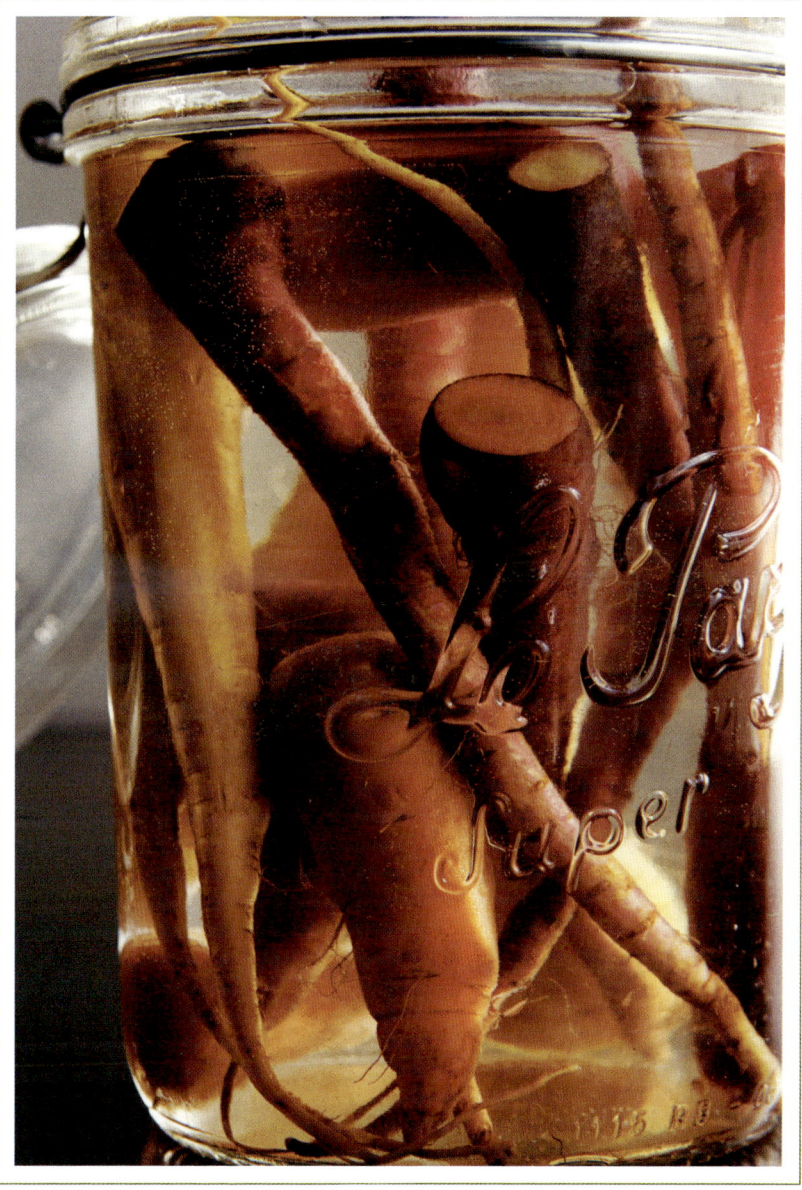

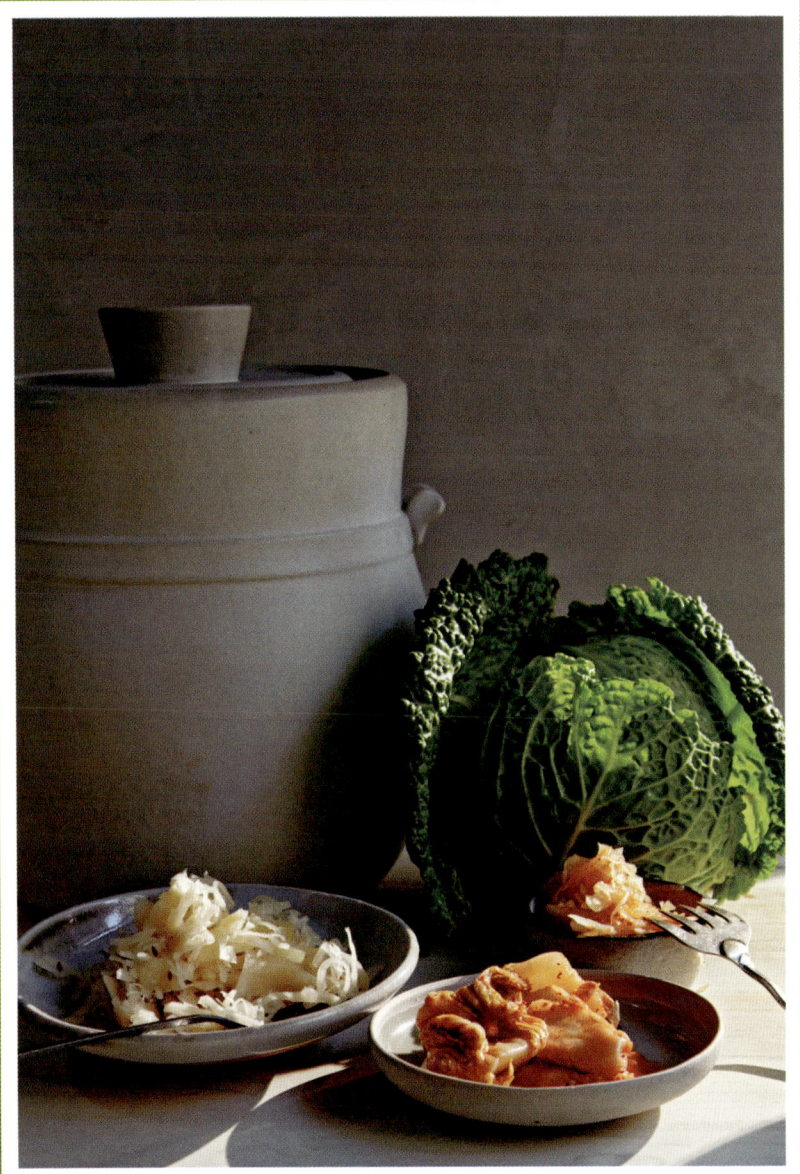

STÄRKEN SIE IHRE ABWEHR-KRÄFTE MIT FERMENTIERTEN LEBENSMITTELN

Sauerkraut, Kimchi, Kombucha, in Essig eingelegtes Gemüse und Tempeh fördern die Bildung gesunder Darmbakterien. Kaufen Sie diese Lebensmittel aber nicht konserviert im Glas oder in der Dose (also ungekühlt), sondern aus dem Kühlregal, denn fermentierte Lebensmittel müssen gekühlt gelagert werden, damit ihre Organismen gedeihen. Oder legen Sie sich einen Gärtopf zu und stellen diese fermentierten Lebensmittel selbst her.

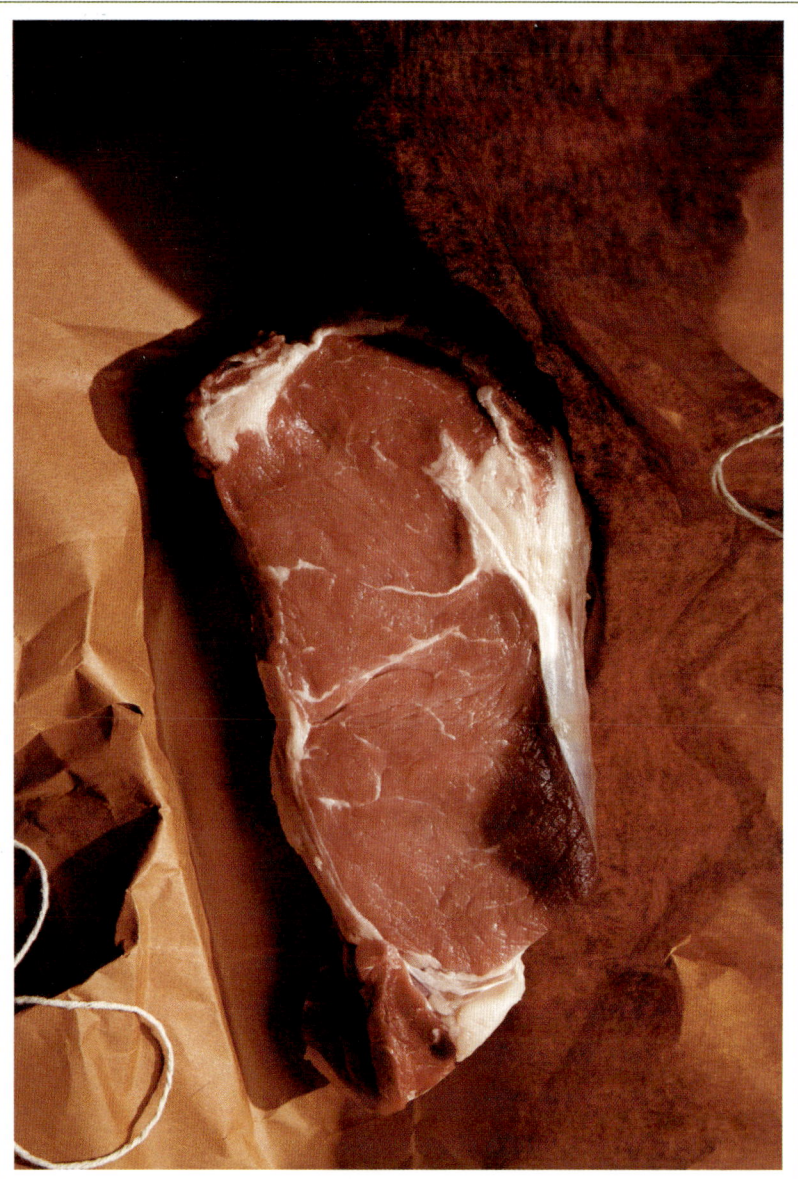

ESSEN SIE RINDFLEISCH VON WEIDERINDERN

In der industrialisierten Tierhaltung werden Rinder und Kühe aus Kostengründen mit Getreide gefüttert, anstatt sie grasen zu lassen, wie es die Natur vorsieht. Durch Getreide erkranken die Kühe, und man verabreicht ihnen Antibiotika. Durch diese Medikamente werden sie außerdem fetter. Dieses System basiert nur auf dem wirtschaftlichen Aspekt. Unter dem gesundheitlichen Aspekt betrachtet, ist das für Fleischesser eine Katastrophe. Wenn Sie industriell erzeugtes Fleisch kaufen, essen Sie kranke Tiere und dazu eine Menge Antibiotika. Kaufen Sie deshalb nur Fleisch von Weidevieh, möglichst auf Bauernmärkten oder bei kleinen Erzeugern.

WÄHLEN SIE BIO-HÜHNERFLEISCH UND BIO-EIER

Der Begriff *freilaufend* ist heute genauso wenig aussage-kräftig wie das Wort *natürlich*. Und *keine Käfighaltung* bedeutet nicht unbedingt *Freilandhaltung*. Wenn Sie ge-sundes (und unter ethischen Gesichtspunkten korrekt aufgezogenes) Geflügel und Eier essen wollen, kaufen Sie diese am besten auf einem örtlichen Markt von einem Bauern, dessen Arbeitsweise Sie kennen. Da das jedoch nicht immer möglich ist, achten Sie auf den Begriff bio-logisch, der Ihnen versichert, dass die Hühner nicht mit Antibiotika vollgestopft werden und dass sie kein Futter erhalten, das mit tierischen Abfallprodukten verunreinigt ist. Darüber hinaus gibt es mittlerweile neue Formen der Geflügelhaltung, bei denen der Bruder der Legehenne gleichberechtigt mitaufgezogen wird. Informieren Sie sich über die Bruderhahn-Initiativen und unterstützen Sie den Kampf gegen die unethische Praxis der Tötung von Bruderhahn-Küken.

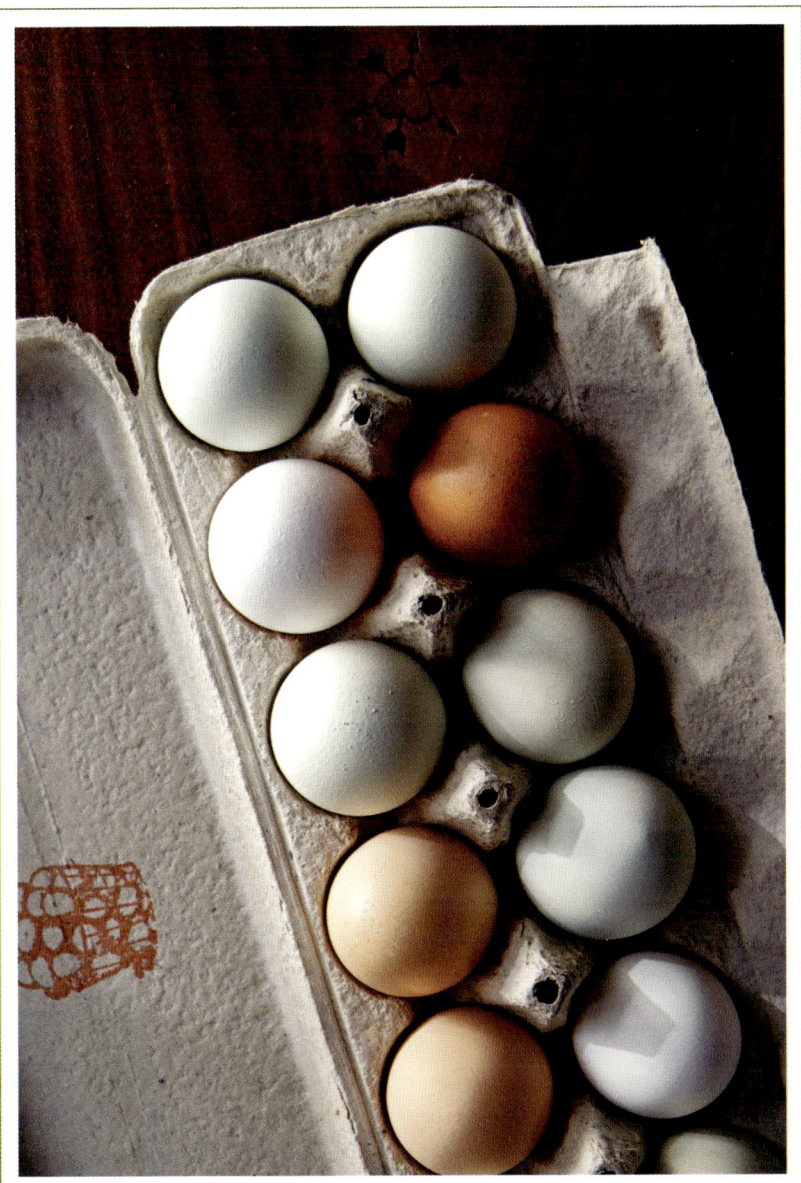

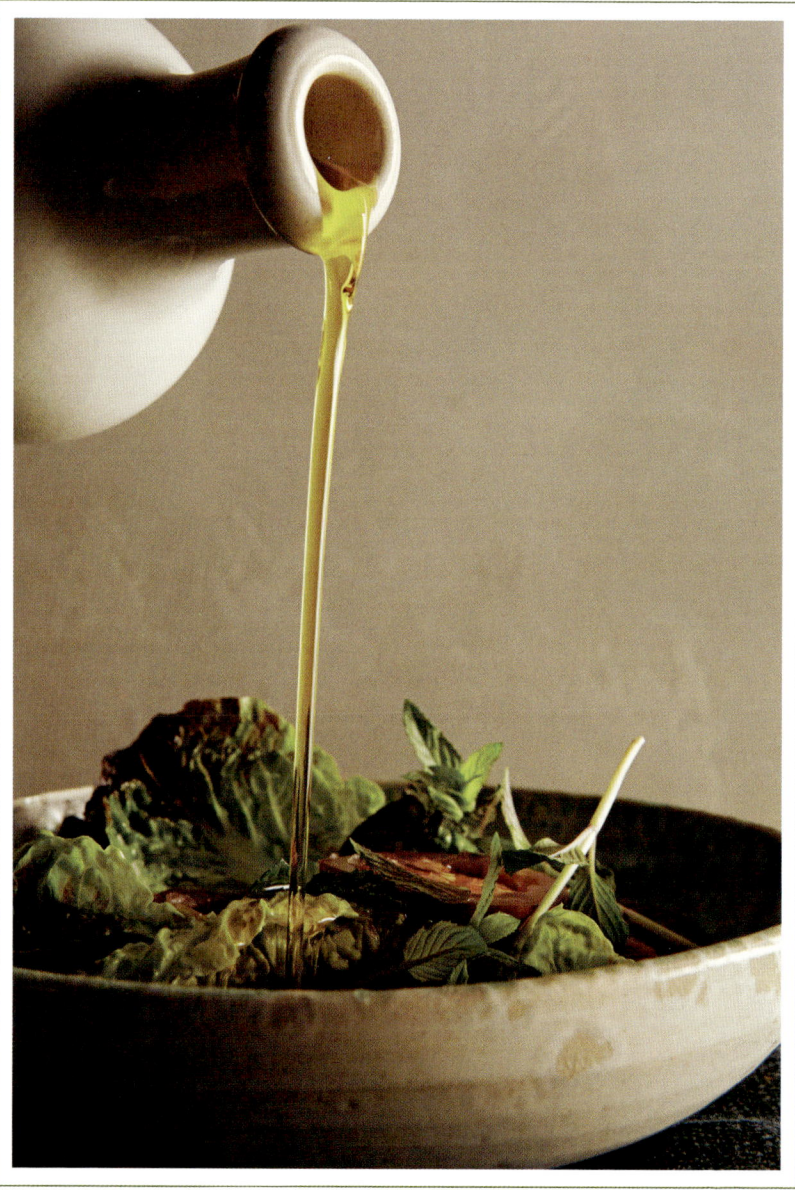

VERWENDEN SIE OLIVENÖL LIEBER KALT ALS ZUM BRATEN

Die gesunden, nährstoffreichen Fette, die Ihnen Olivenöl liefert, verändern sich, wenn das Öl erhitzt wird. Dadurch wird es zwar nicht schädlich, wenn Sie es zum Kochen verwenden, aber es gehen einige seiner wunderbaren Eigenschaften verloren. Nehmen Sie daher immer nur wenig Olivenöl zum Braten, um zu verhindern, dass etwas anbrennt. Für Ihre Gesundheit ist es am besten, wenn Sie Ihren Salat oder Ihre Rohkost mit Olivenöl beträufeln oder es in einen grünen Smoothie mixen (es verleiht ihm eine unglaubliche Fülle).

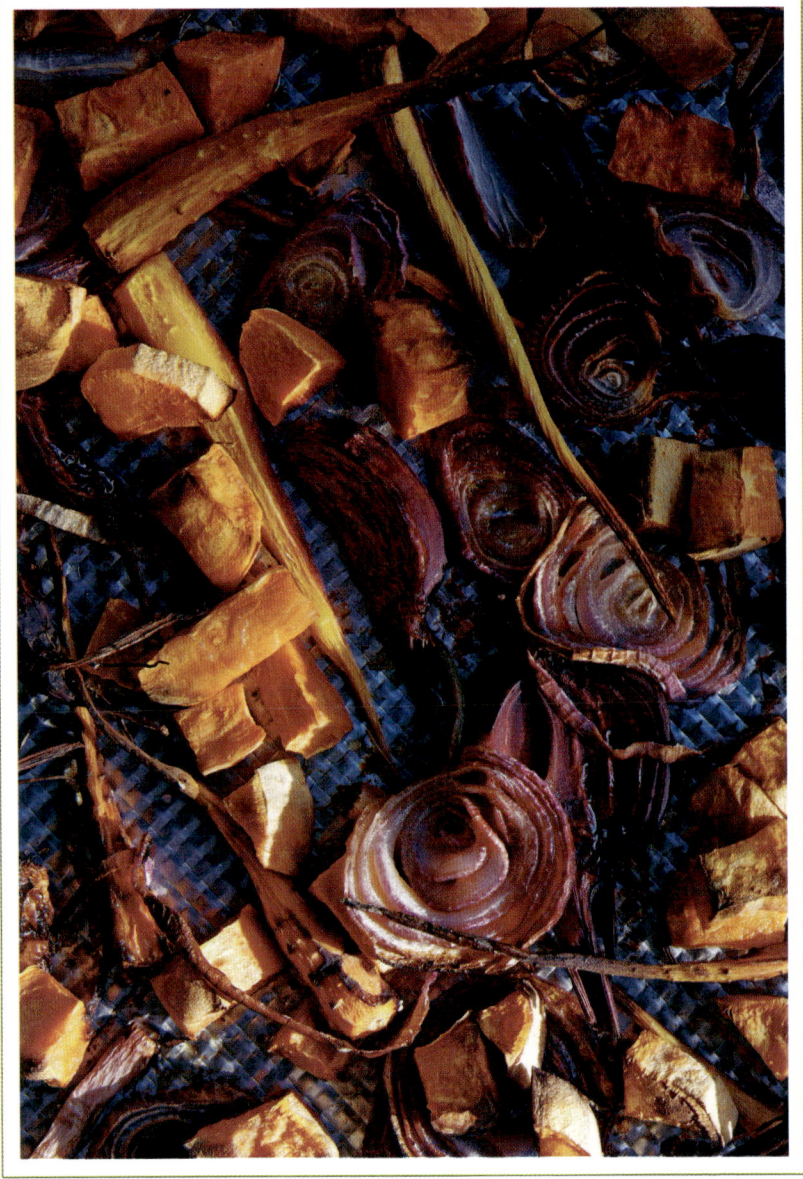

VERZICHTEN SIE AUF GETREIDE UND ESSEN SIE MEHR GEMÜSE

Viele von uns haben die Angewohnheit, zum Abendessen zu den Proteinen und dem Gemüse einen dritten Bestandteil zu sich zu nehmen – und das ist meistens Getreide. Weil aber alles auf Ihrem Teller Nährstoffe enthalten sollte und Getreide da nicht mithalten kann, sollte dieses Drittel lieber aus sättigendem, stärkehaltigem Gemüse bestehen. Karotten und gedünstete Zwiebeln liefern Süße, Rote Bete mit Balsamessig oder Erbsen mit Minze können mild und dabei sehr lecker schmecken und sättigen genauso wie eine Portion Reis. Wenn das Bedürfnis nach Kohlenhydraten groß ist, ist es gesünder, dieses durch Quinoa oder Amaranth (beide liefern Proteine) zu befriedigen und die Portionen klein zu halten.

ESSEN SIE WIE DIE STEINZEITMENSCHEN

Wenn Sie empfindlich auf Kohlenhydrate reagieren, wie das bei immer mehr Menschen der Fall ist, versuchen Sie einmal eine Paleo-Diät (sie heißt so, weil sich wahrscheinlich unsere Vorfahren so ernährt haben, bevor sie Ackerbau und Viehzucht betrieben haben). Essen Sie einen Monat lang Weidefleisch, wilden Fisch, Gemüse, Nüsse, ein wenig Obst, aber keine anderen Kohlenhydrate. Beobachten Sie, wie Sie sich dabei fühlen.

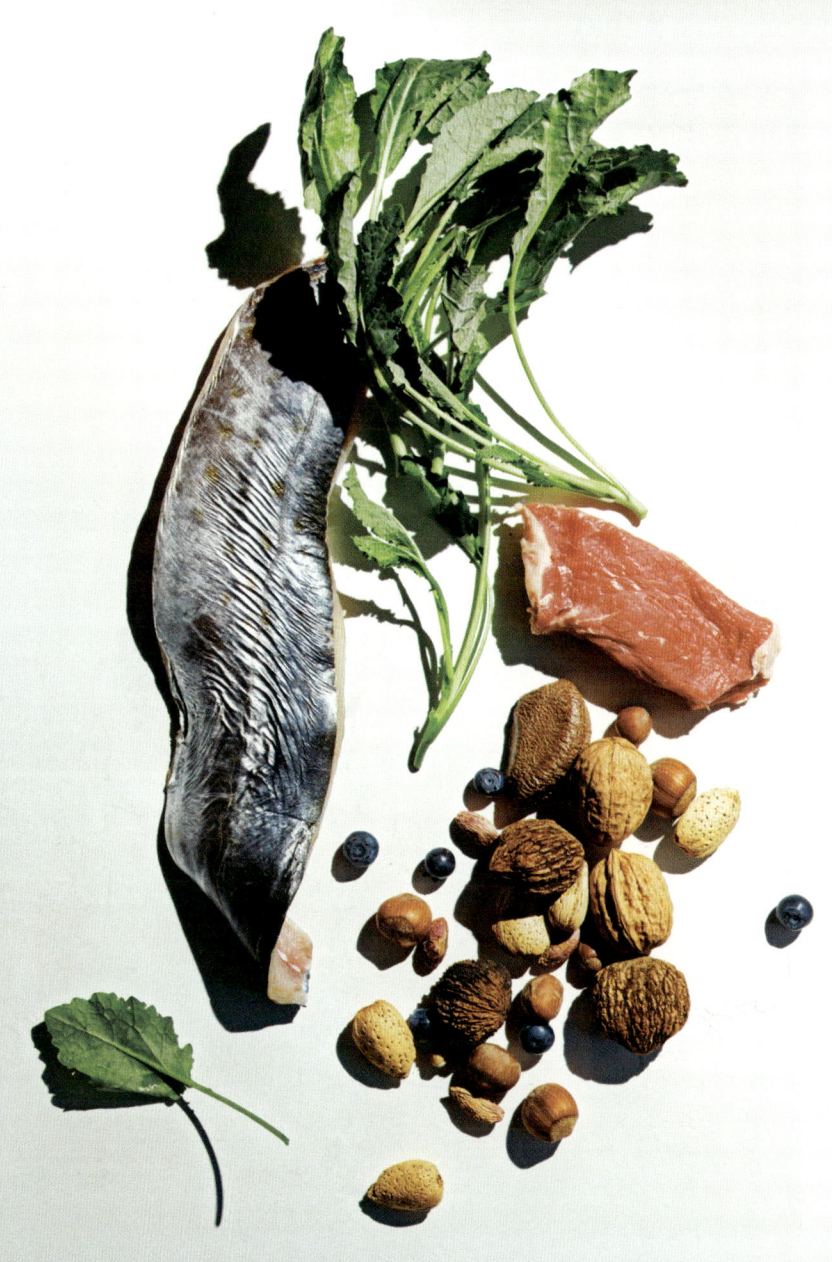

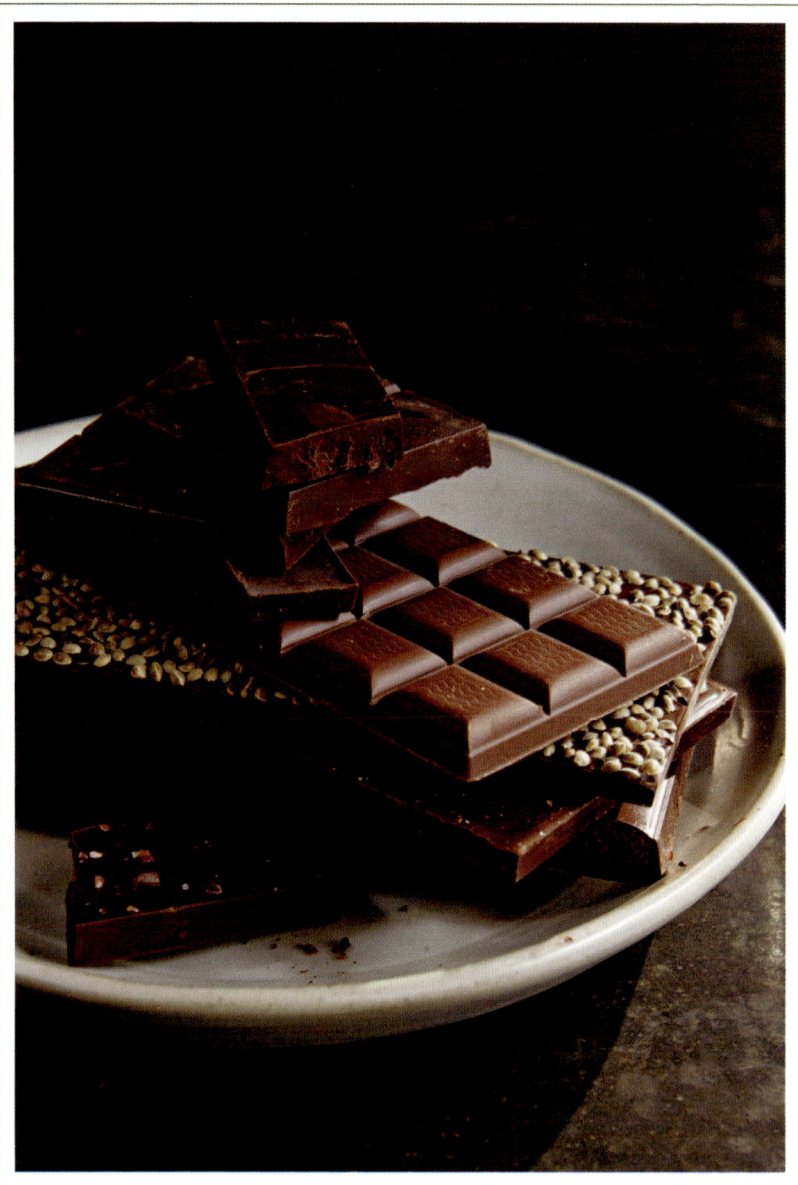

ESSEN SIE SCHOKOLADE MIT EINEM KAKAOANTEIL VON MINDESTENS 70 PROZENT

Nur hochwertige, milchfreie dunkle Schokolade hat einen signifikanten gesundheitlichen Vorteil. Sie verbessert den Blutfluss, senkt den Cholesterinwert und beugt Zellschäden vor. Aber meistens enthält Schokolade Milch (auch die meisten dunklen Schokoladensorten), die die Aufnahme von Antioxidanzien verhindert. Ein paarmal in der Woche können Sie ein Stückchen hochwertige Schokolade mit einem Kakaoanteil von mindestens 70 Prozent essen. Ansonsten sollten Sie Schokolade, die Milch enthält, von Ihrer Einkaufsliste streichen.

WERTEN SIE IHRE SNACKS AUF

Je weniger Junkfood Sie essen, desto sensibler werden Ihre Geschmacksnerven. Ohne den Ansturm von stark gesalzenen, mit künstlichen Aromen und Fett versetzten Speisen lernt Ihr Mund wieder, gesunde Fette, Gemüse und Salate zu schätzen und wird sich danach sehnen. Verzichten Sie also auf Chips und Salzstangen, und besorgen Sie sich stattdessen gesunde süße und herzhafte Snacks. Eine halbe Tasse mit folgender Mischung wird jedes Verlangen nach Süßem oder Salzigem stillen und hält sich gut einige Wochen in einer luftdichten Dose im Kühlschrank.

Mandeln
Walnüsse
Cashewkerne
Paranüsse
Sonnenblumenkerne
Kürbiskerne
Kakaonibs

Dann noch ein paar klein gehackte Datteln zugeben.

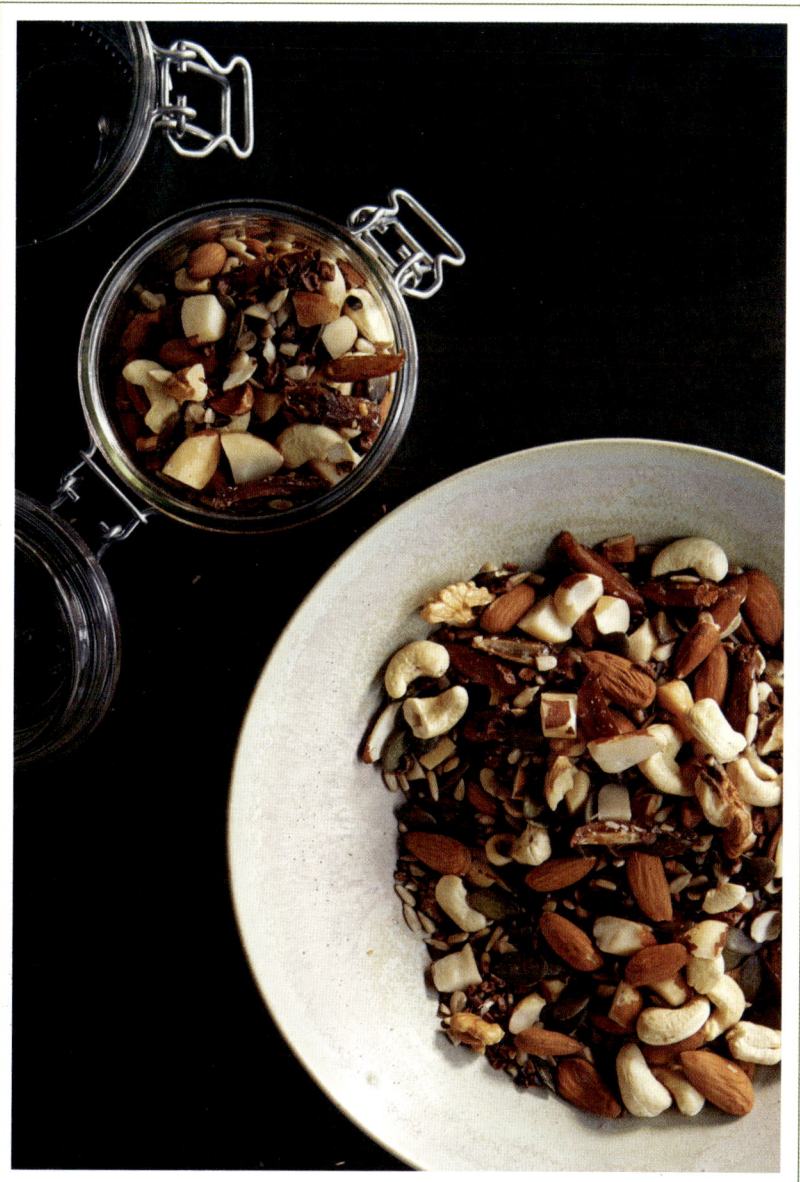

DENKEN SIE IHR FRÜHSTÜCK VÖLLIG NEU

Verzichten Sie morgens auf Früchte und Getreide – Ihr Körper braucht so früh weder Fruchtzucker noch Gluten. Beginnen Sie Ihren Tag stattdessen mit einer gesunden Portion Fett. Essen Sie eine Avocado, mit Zitronensaft oder Olivenöl beträufelt und mit Salz sowie Kreuzkümmel gewürzt, gekochte oder pochierte Eier mit grünem Gemüse oder Sardinen auf glutenfreiem Brot, zum Beispiel aus Maismehl und Buchweizen oder Amaranth und Leinsamen.

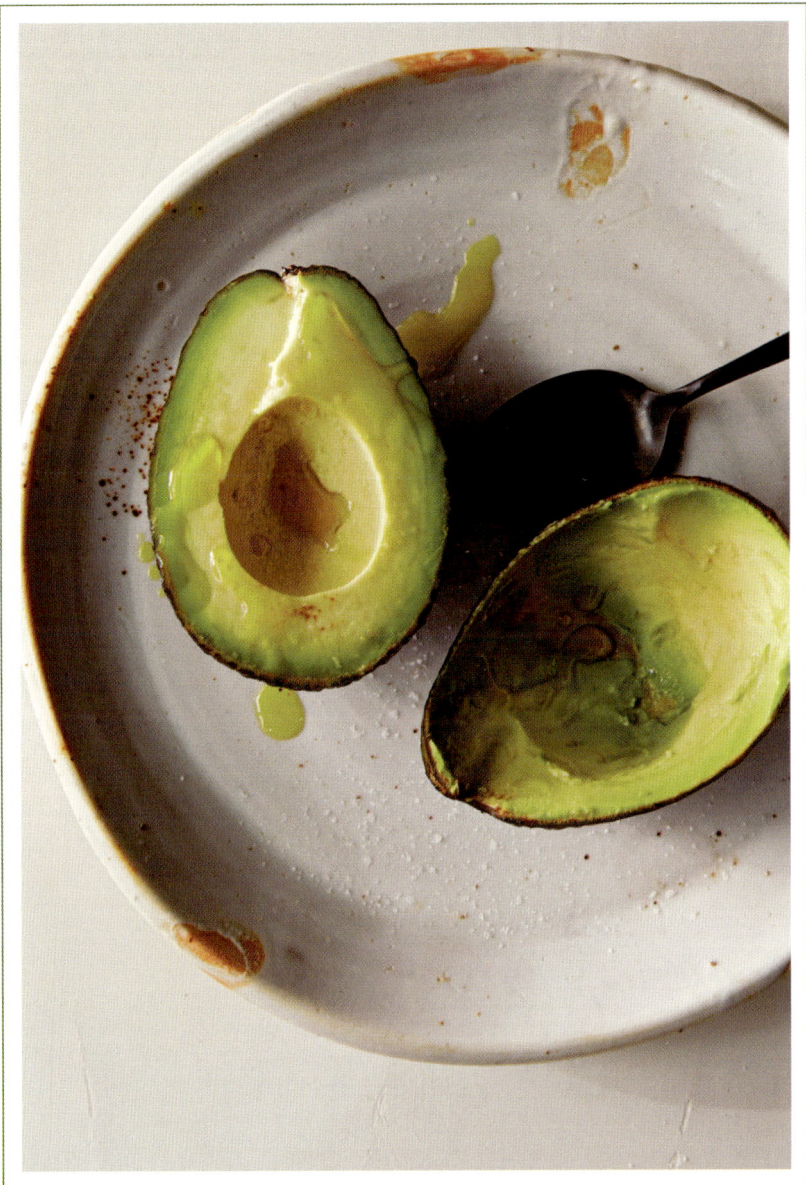

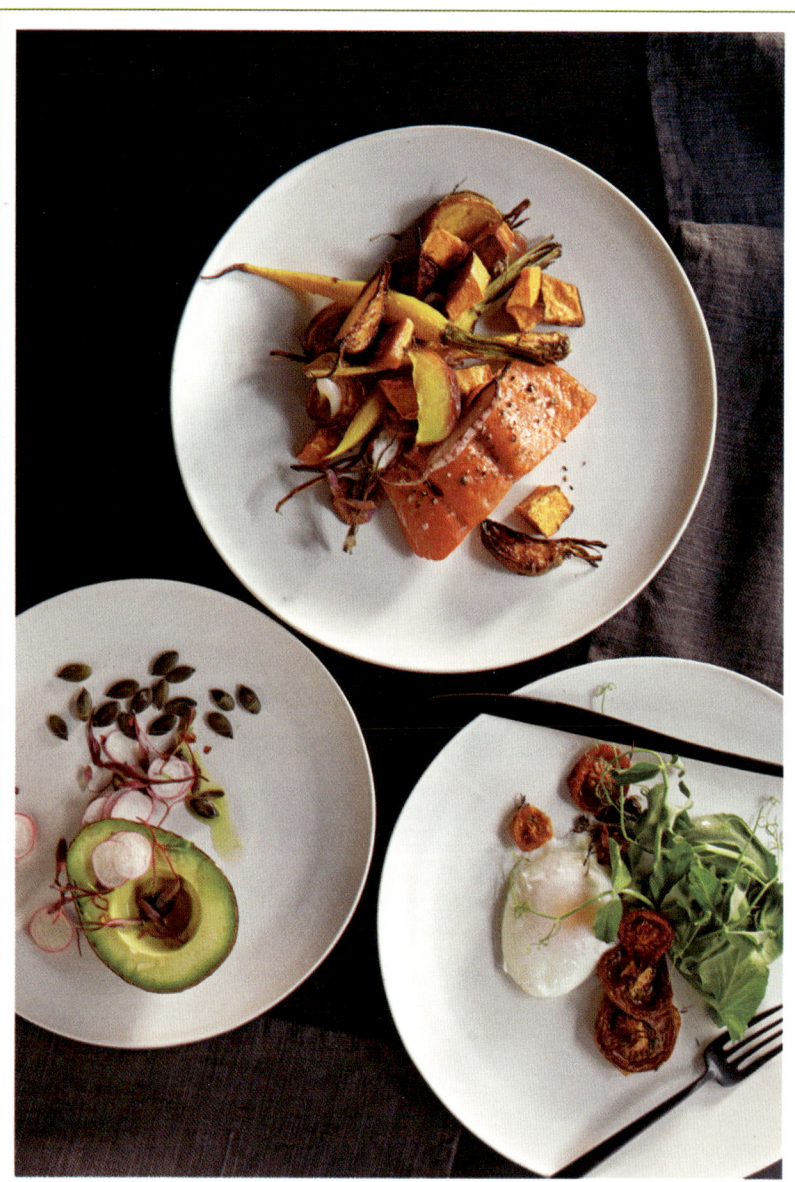

WÄHLEN SIE DIE RICHTIGEN PORTIONSGRÖSSEN

Ist das Abendessen Ihre größte Mahlzeit am Tag? Das sollten Sie ändern. Die größte Mahlzcit sollte das Mittagessen sein, bei dem Sie viele Proteine, gesunde Fette und Gemüse zu sich nehmen, denn am Mittag ist die Verdauung auf dem Höhepunkt. Auch das Frühstück ist wichtig. Am Morgen, wenn der Stoffwechsel angekurbelt wird, benötigt Ihr Körper Energie. Denken Sie dann an die gesunden Fette, die eine Avocado, ein Omelette oder die Reste vom letzten Abendessen liefern können. Die Abendmahlzeit sollte eher klein ausfallen, mit viel Eiweiß und grünem Gemüse. Eier und Salat sind ein perfektes Abendessen. Und unabhängig von der Tageszeit sollten Sie immer auf die richtige Portionsgröße achten. Eine angemessene Menge energiereicher Lebensmittel gibt Power, aber eine riesige Ladung – auch von gesunden Lebensmitteln – kann wie ein Überfall wirken und Ihren Körper überfordern, sodass er lethargisch wird.

TRINKEN SIE
IHR FRÜHSTÜCK

Wenn Sie morgens nicht gerne essen, dann trinken Sie doch einen Smoothie mit Proteinpulver und gesunden Fetten. Sehr beliebt ist dieser Heidelbeer-Avocado-Kohl-Shake.

150 ml Wasser
150 ml ungesüßte Kokosmilch
1 Löffel Milchprotein- oder Erbsenproteinpulver
1 Löffel Greens-Pulver
160 g gefrorene oder frische Blaubeeren
¼ kleine Avocado
100 g Grünkohl
4 Eiswürfel

Mixen Sie die Zutaten in einem Standmixer zu einem cremigen Getränk.

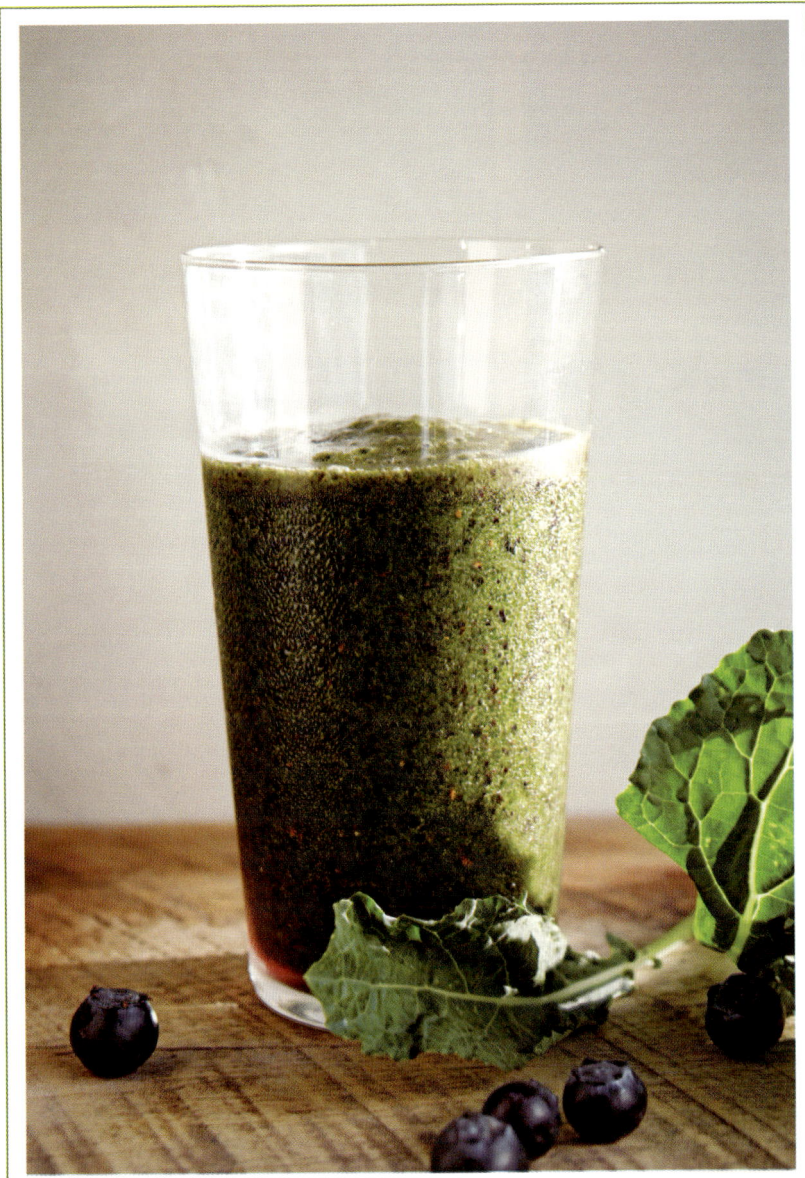

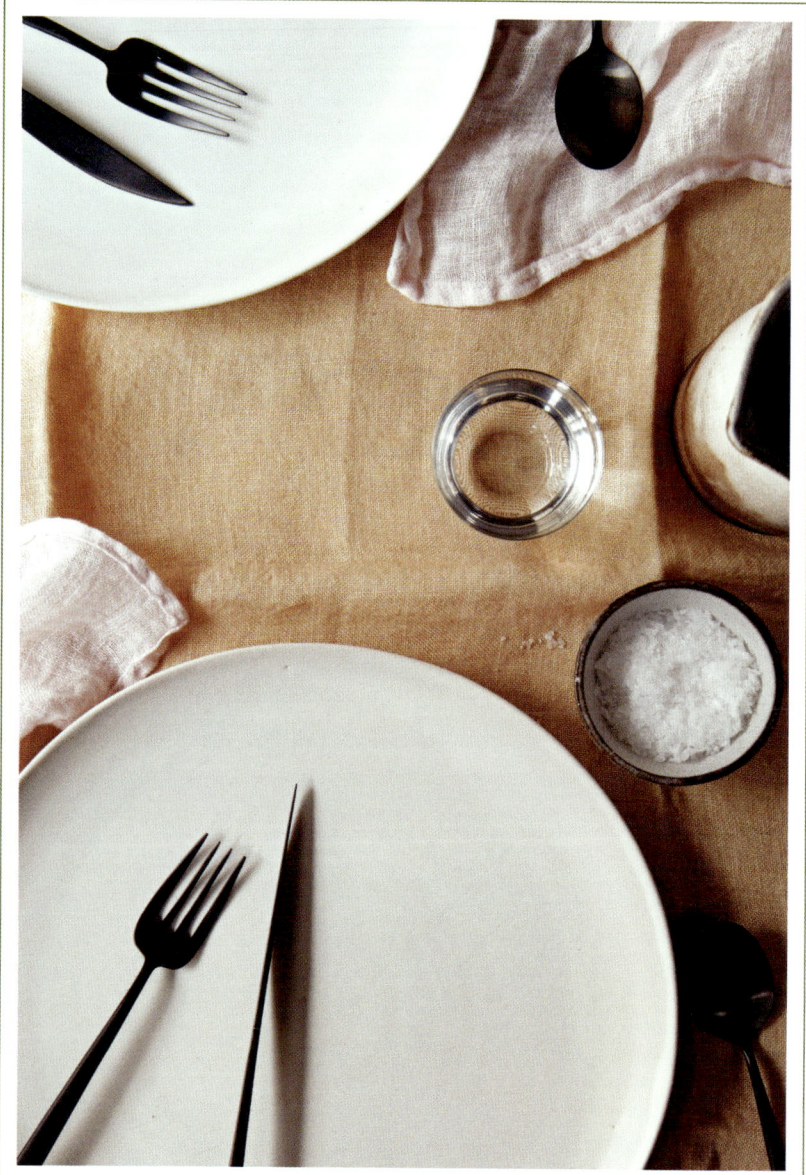

ESSEN SIE NICHT IM STEHEN

Wenn Sie versucht sind, etwas zu essen, während Sie aufräumen, nehmen Sie sich eine Minute Zeit und setzen Sie sich dazu hin. Dann verdauen Sie besser und konzentrieren sich besser darauf, was Sie sich gerade in den Mund schieben. Essen Sie auch nicht vor dem Fernseher. Und wenn Sie sich etwas Fertiges zu essen mitgebracht haben, essen Sie nicht aus dem Behälter, sondern nehmen Sie sich davon eine vernünftige Portion auf einen Teller. Essen Sie ganz bewusst, dann essen Sie auch das, was Ihr Körper braucht.

STILLEN SIE IHREN HEISSHUNGER NACH SÜSSEM MIT PFEFFERMINZTEE

Die aromatischen Inhaltsstoffe der Pfefferminze regen Galle und Leber an und steigern so den Fettstoffwechsel, was den Süßhunger dämpft. Bewahren Sie stets einen kleinen Vorrat zu Hause und am Arbeitsplatz auf und nehmen Sie auf Reisen immer ein paar Teebeutel mit. Besonders auf Reisen ist es schwierig, sich gesund zu ernähren und nicht über die Stränge zu schlagen.

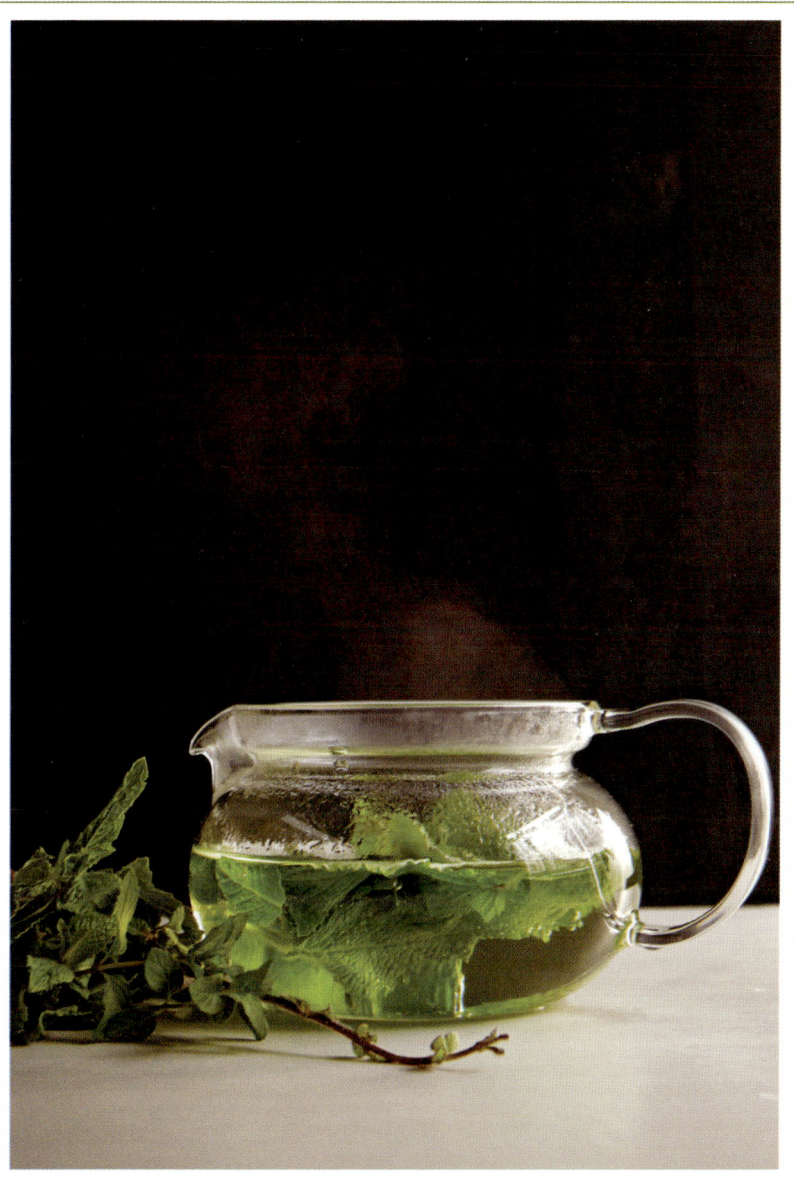

KAUEN SIE GUT

Dies ist keine Randnotiz oder nur eine Sache der Tischmanieren. Verdauung beginnt im Mund. Wenn Sie große Brocken hinunterschlucken, müssen Magen und Darm zusätzliche Arbeit leisten und das Verdauungssystem ermattet mit der Zeit. Dann landen größere Partikel in der Blutbahn und greifen das Immunsystem an. Sie erleben das vielleicht als Reaktion (Magenschmerzen) auf Lebensmittel, die Sie eigentlich gut vertragen. Wenn Sie sich für jeden Bissen Zeit nehmen, geben Sie Ihrem Körper die Chance, zu signalisieren, wann er genug hat, bevor es zu viel wird.

LASSEN SIE IHRE VERDAUUNG PAUSIEREN

Vielleicht haben Sie schon einmal etwas von *intermittierendem Fasten* als Mittel zum Abnehmen gehört. Ein einfacher Grundsatz dabei (bei dem Sie nicht hungern müssen) besteht darin, ein paarmal in der Woche 14 Stunden zwischen dem Abendessen und der ersten Mahlzeit am Folgetag ohne Essen auszukommen (eine Tasse Tee am Morgen ist erlaubt). Egal, ob Sie Gewicht verlieren möchten oder nicht, dieser Zeitabstand gibt Ihrem Verdauungssystem eine Pause und hilft ihm, besser zu arbeiten. Wenn Sie aber einen niedrigen Blutzuckerspiegel haben oder sich ständig müde fühlen, ist *intermittierendes Fasten* nicht das Richtige für Sie.

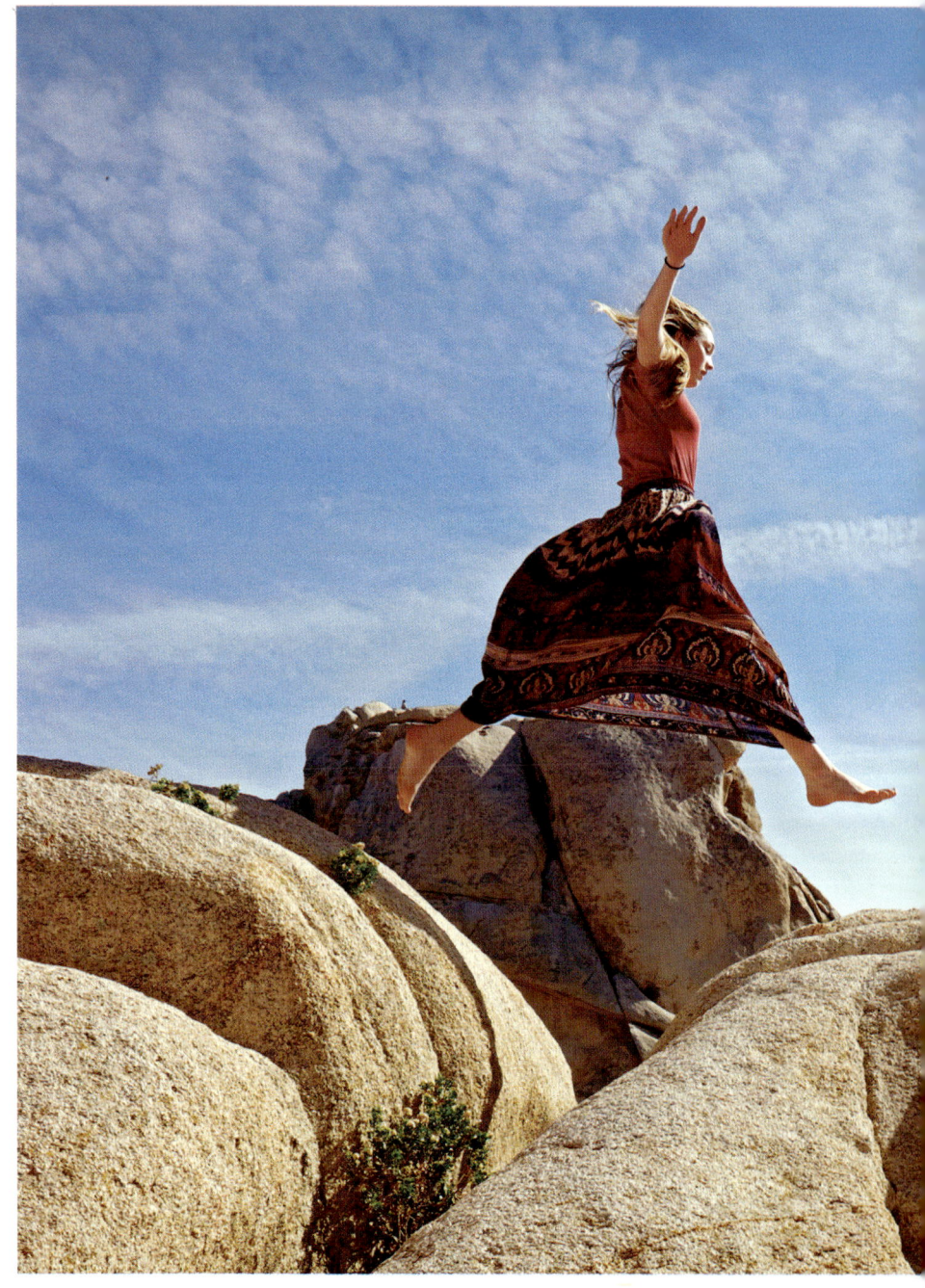

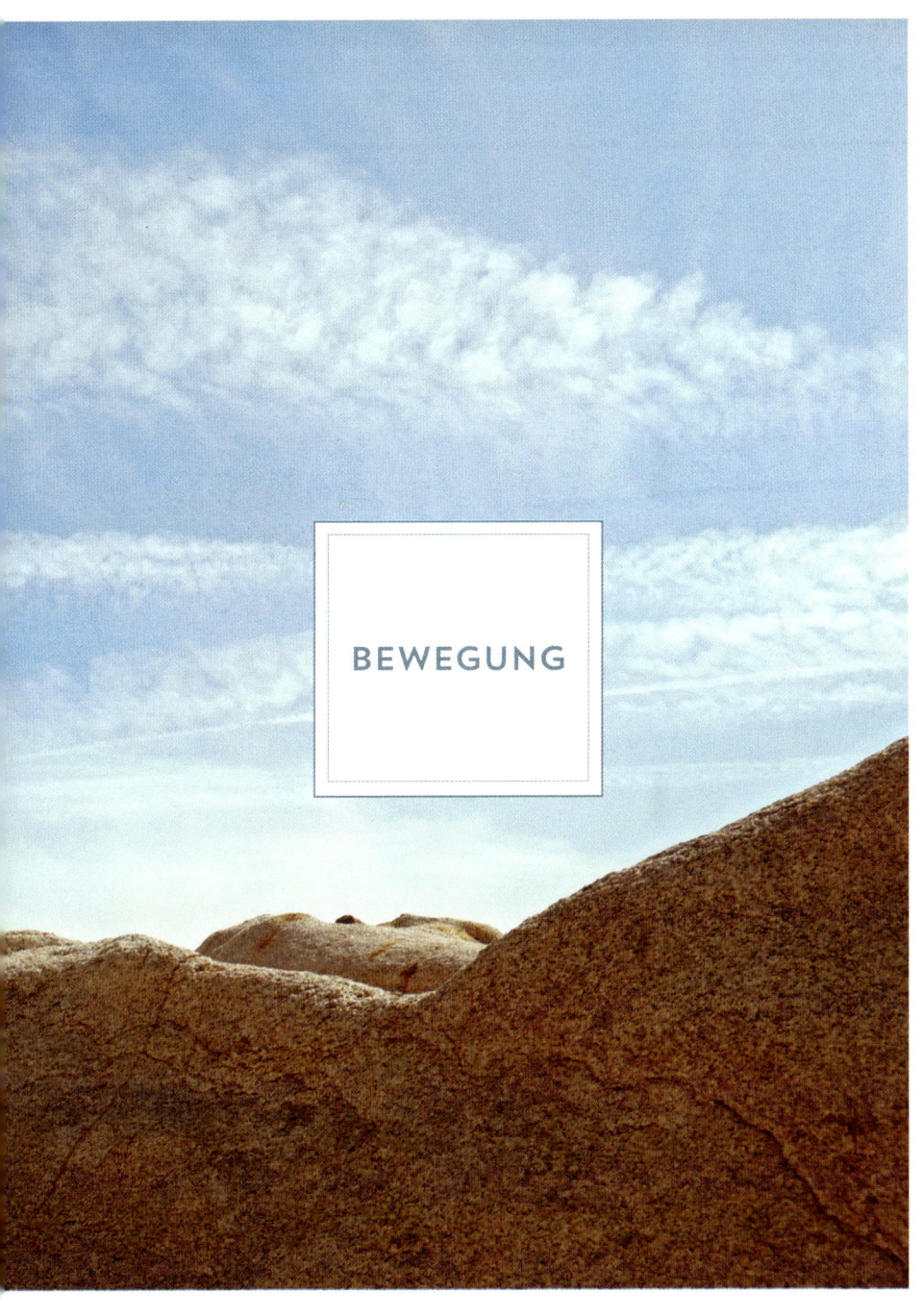

BEWEGUNG

O1

WERDEN SIE STARK UND BEWEGLICH

Wir neigen dazu, uns bestimmten Gruppen anzuschließen, wenn es um Fitness und Sport geht. Es gibt Leute, die dynamische Power-Übungen bevorzugen und es gibt die Anhänger ruhiger Yoga-Übungen. Tatsächlich brauchen wir aber beides. Übungen zur Stärkung der Widerstandsfähigkeit sowie Kraft- oder Gewichtetraining halten die Knochen gesund und stabil. Das wird umso wichtiger, je älter man wird. Stretching schützt vor Verletzungen, gleicht Fehlhaltungen aus und fördert eine gute Haltung. Wenn Sie einer der beiden Gruppen angehören, greifen Sie einmal in der Woche nach Übungen aus der anderen. Legen Sie also regelmäßig eine zehnminütige Stretcheinheit nach einem anstrengenden Gerätetraining im Fitnessstudio ein oder machen Sie ein paar Chaturanga-Übungen beim Vinyasa-Yoga. Hier geht es nicht darum, eine Bikini-Figur zu bekommen, sondern um einen gesunden Rücken und um eine kräftige Körpermitte, die alle Muskeln stützt. Egal, welche Sportart Sie bevorzugen, tun Sie jeden Tag etwas für Ihren Körper.

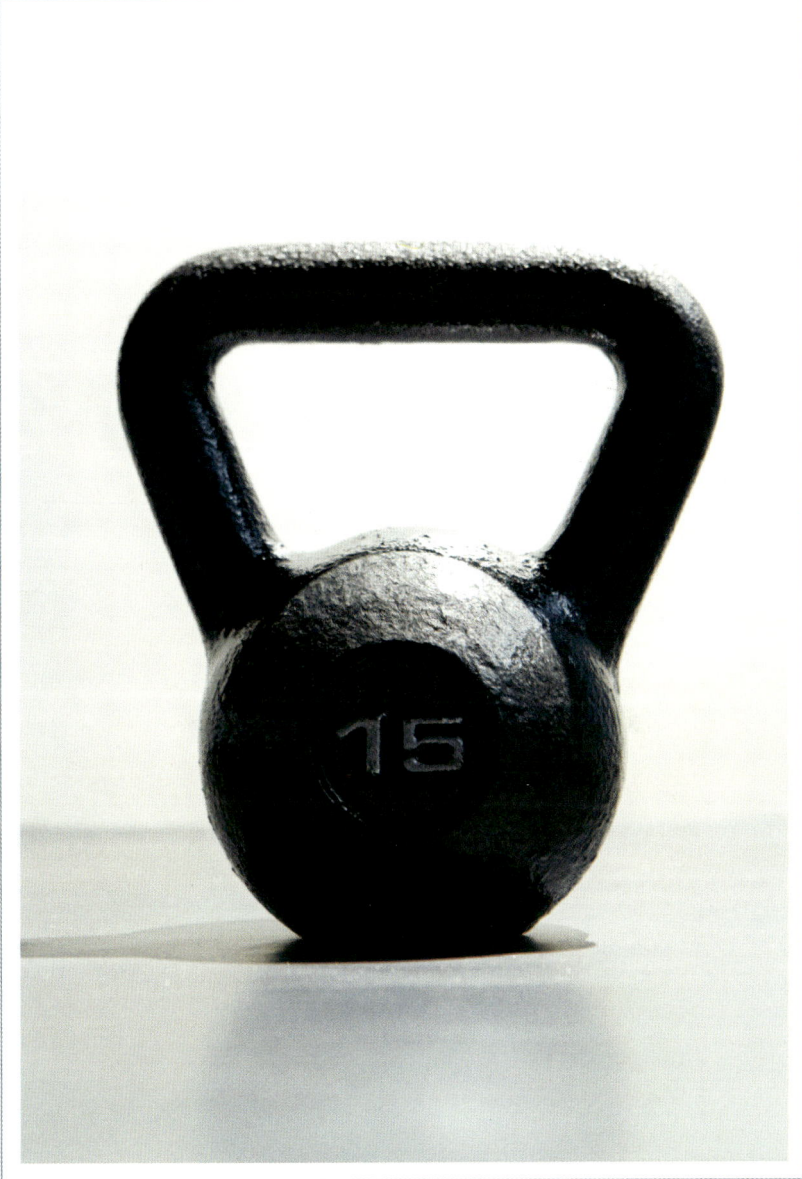

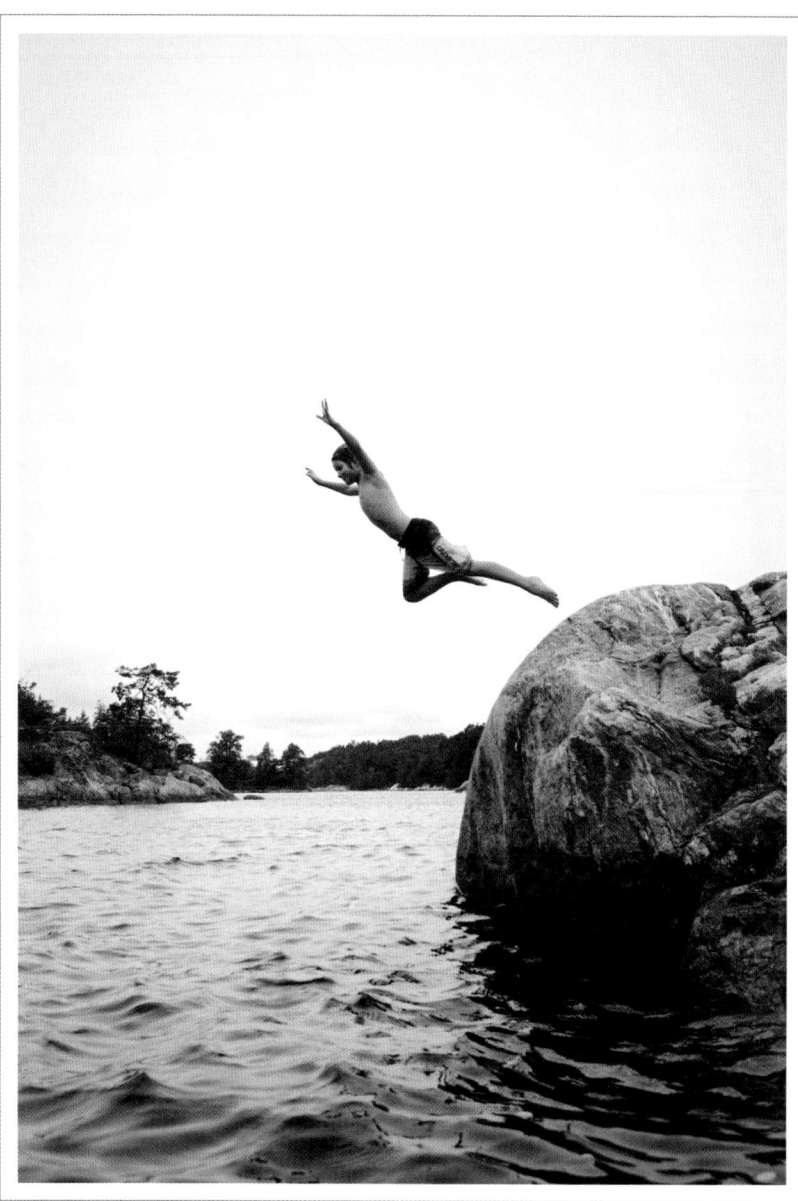

TRAINIEREN SIE SO, WIE KINDER SPIELEN

Unser Körper ist nicht darauf ausgerichtet, grundlos lange zu laufen. Er ist dafür gemacht, Beute zu verfolgen und dann zu stoppen, vor einer Gefahr wegzulaufen und dann anzuhalten. Daher können wir uns eher mit solchen Übungen gut in Form halten, bei denen sich kurze, intensive Anstrengung mit leichter Bewegung abwechselt. Lange galt als richtig, dass wir unseren Herzschlag durch körperliche Aktivität auf 130 Schläge pro Minute erhöhen müssen. Stattdessen wird nun Intervalltraining empfohlen. Dafür brauchen Sie keinen speziell entworfenen Trainingsplan oder einen Personaltrainer. Wenn Sie joggen gehen, legen Sie einen Sprint von 1 Minute ein, dann walken oder gehen Sie 5 Minuten. Im Schwimmbad können Sie eine Bahn schnell schwimmen und dann drei langsamer. Haben Sie keine Angst, nicht genug Kalorien zu verbrauchen, denn tatsächlich werden Sie mit Intervalltraining mehr verbrennen.

NUTZEN SIE DIE NATUR ZUM TRAINIEREN

Wenn es irgendwie möglich ist, gehen und laufen Sie lieber draußen als auf einer Maschine im Fitnessstudio. Und das am besten auf einem Untergrund, der nicht gepflastert oder geteert ist. Kleine Bodenwellen und Anstiege auf natürlichem, unebenem Boden aktivieren und kräftigen unterschiedliche Muskeln und fördern Ihre Balance und Koordination. Ihr Training ist so deutlich umfassender.

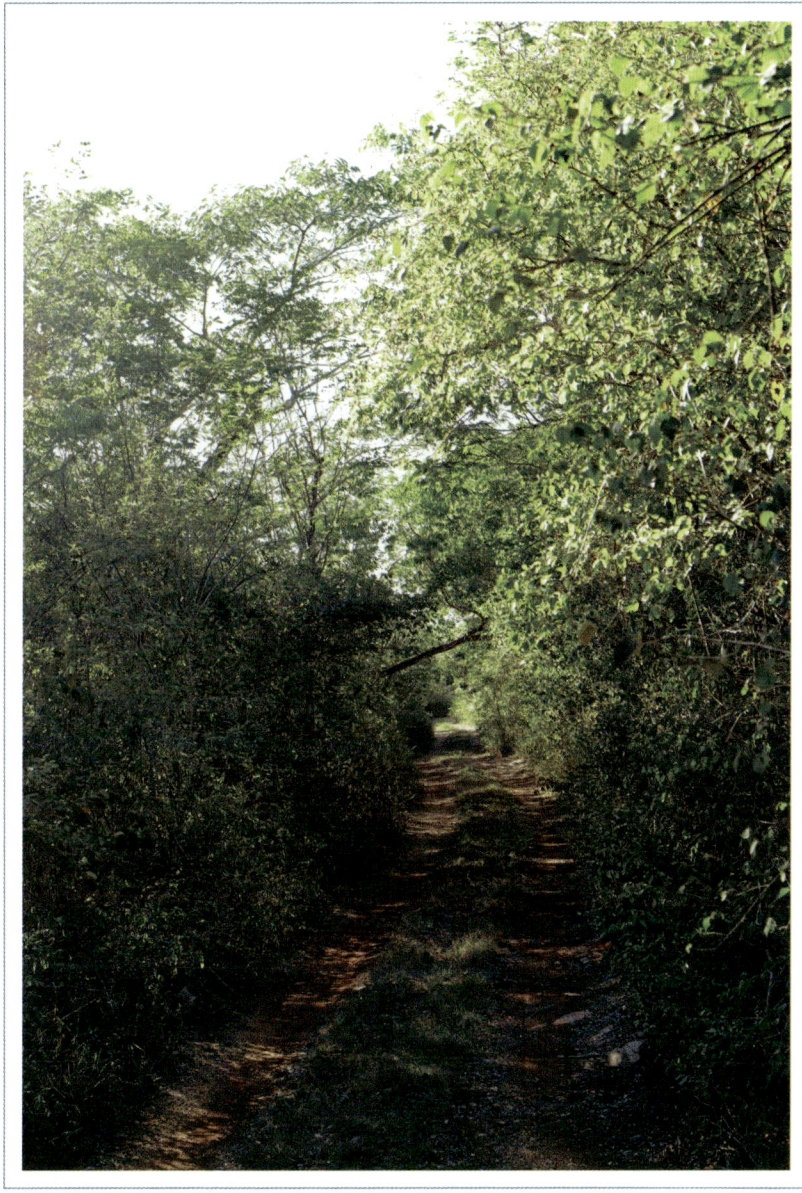

YOGA VERÄNDERT IHR LEBEN

Beim Yoga geht es hauptsächlich darum, wie man mit einer unbequemen Situation zurechtkommt. Dieses Konzept können Sie überall anwenden. In Ihrem Beruf, Ihrer Beziehung, der Kindererziehung, Ihren finanziellen Angelegenheiten. Es funktioniert überall. Sie stehen zum Beispiel in der Baum-Haltung, wippen auf einem Fuß und könnten zu sich selbst sagen: *Wenn ich mein Gewicht etwas nach links verlagere, könnte es noch etwas besser gehen. Wenn ich meine Brust anhebe, könnte ich besser durchatmen und alles wäre einfacher.* Und später, wenn Sie im Büro in einem schwierigen Meeting sitzen, stellen Sie fest, dass Sie dieselben Prinzipien anwenden: Sie verbessern Ihre Haltung, finden eine Art zu atmen – und die Situation wird erträglich. Auf diese Weise verändert Yoga alles. Aber das geht nicht über Nacht. Wir kehren immer wieder auf die Matte zurück, weil es einfach Zeit braucht, sich diese Denkweise anzueignen. Und wenn wir so weit sind, fallen wir wieder zurück und fangen neu an. Deshalb spricht man von *Praktizieren* und nicht von *Beherrschen*. Sie befinden sich lediglich auf dem Weg und überblicken die Situation.

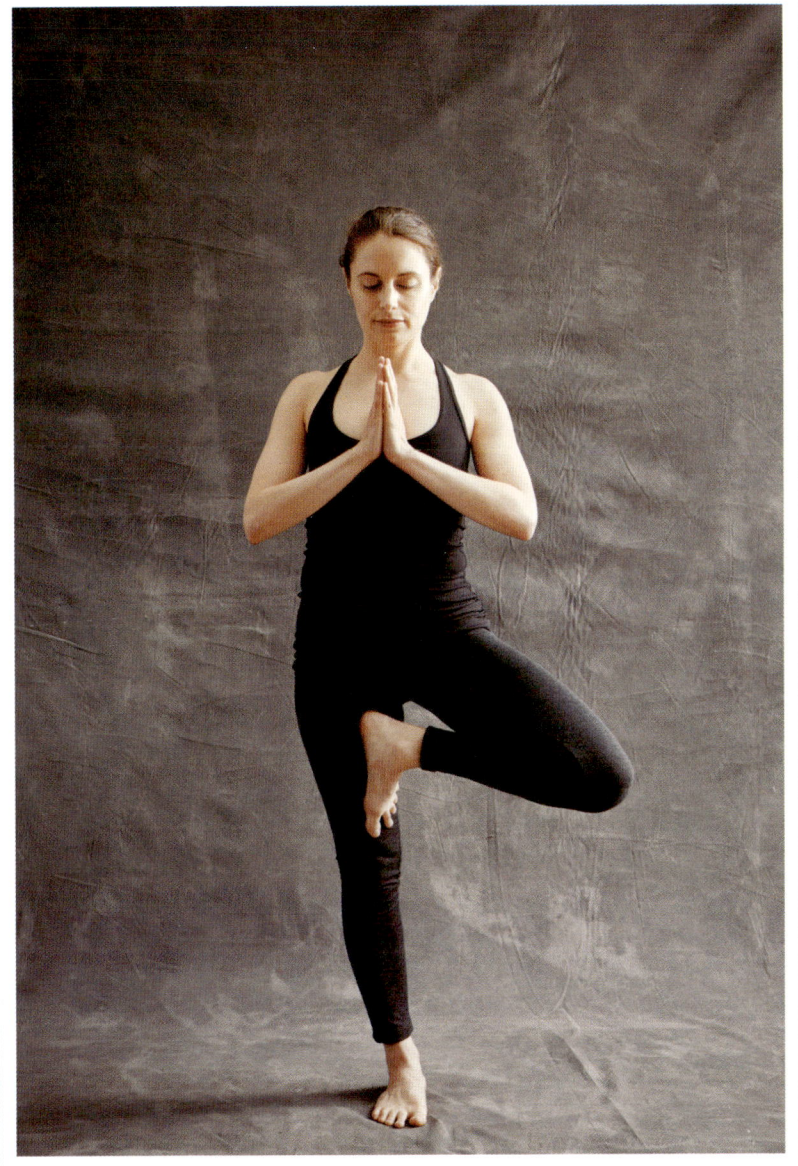

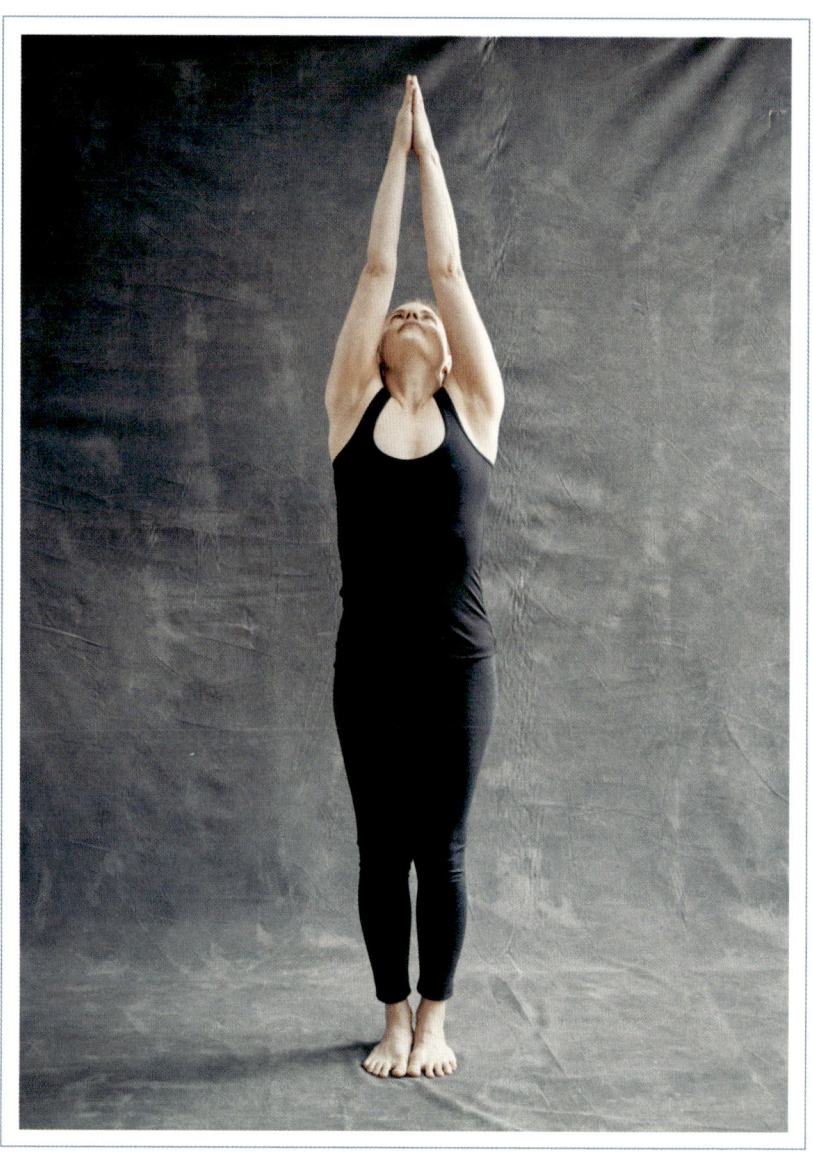

Beim Yoga geht es um die Verbindung von Atem und Bewegung.

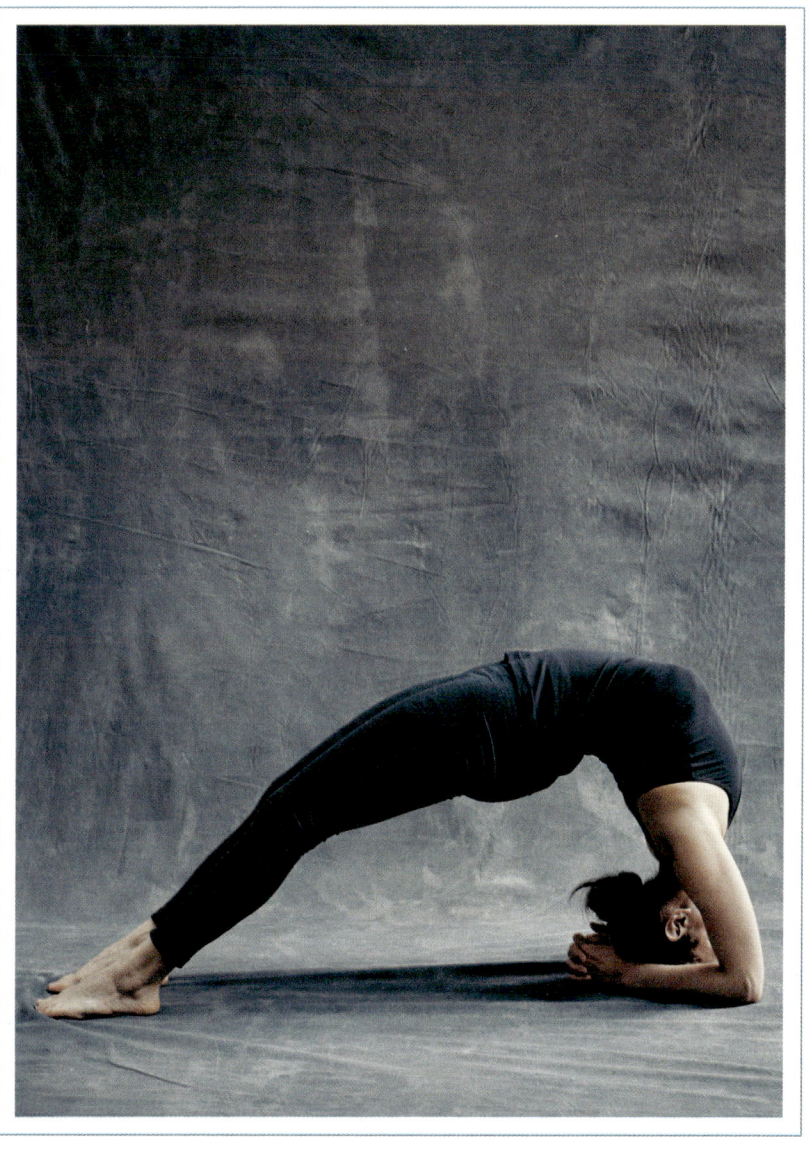

Beim Yoga geht es darum, festzustellen, wohin der Geist geht, wenn Sie von Ihrem Körper etwas Ungewohntes oder Unheimliches verlangen.

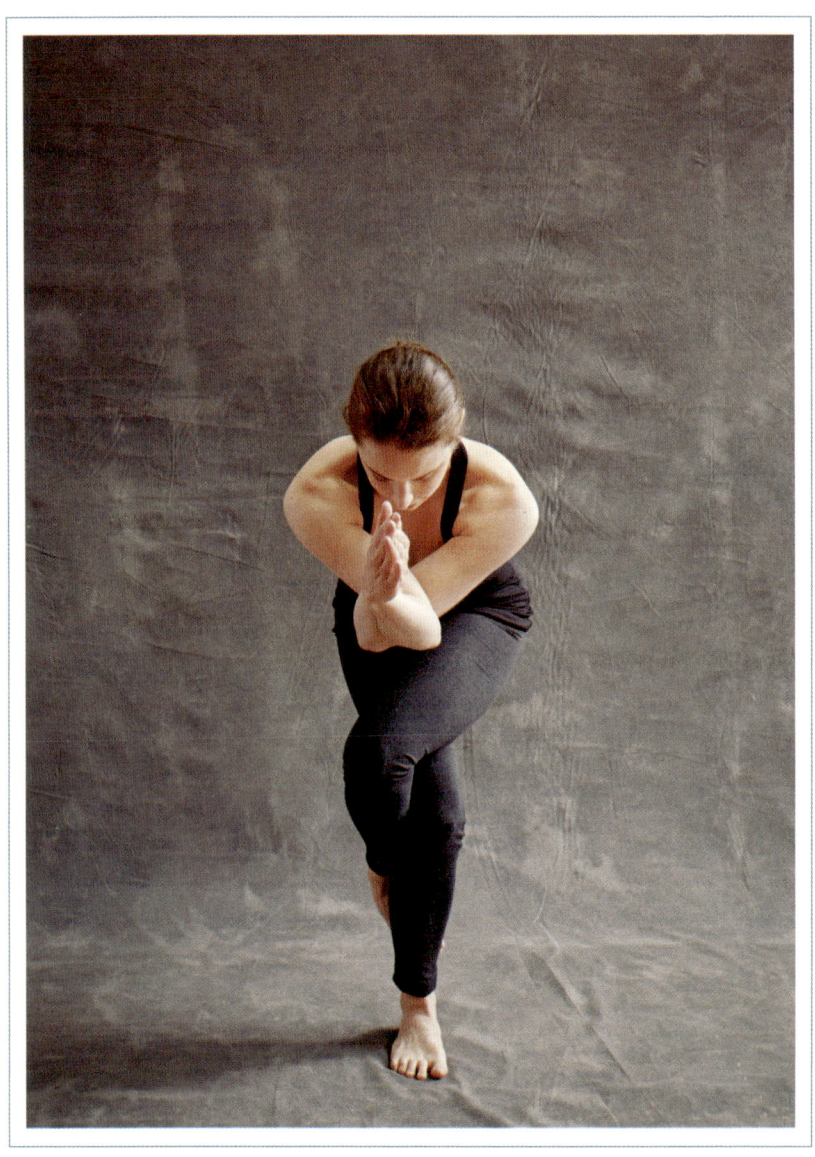

Beim Yoga geht es um eine demütige Einstellung.

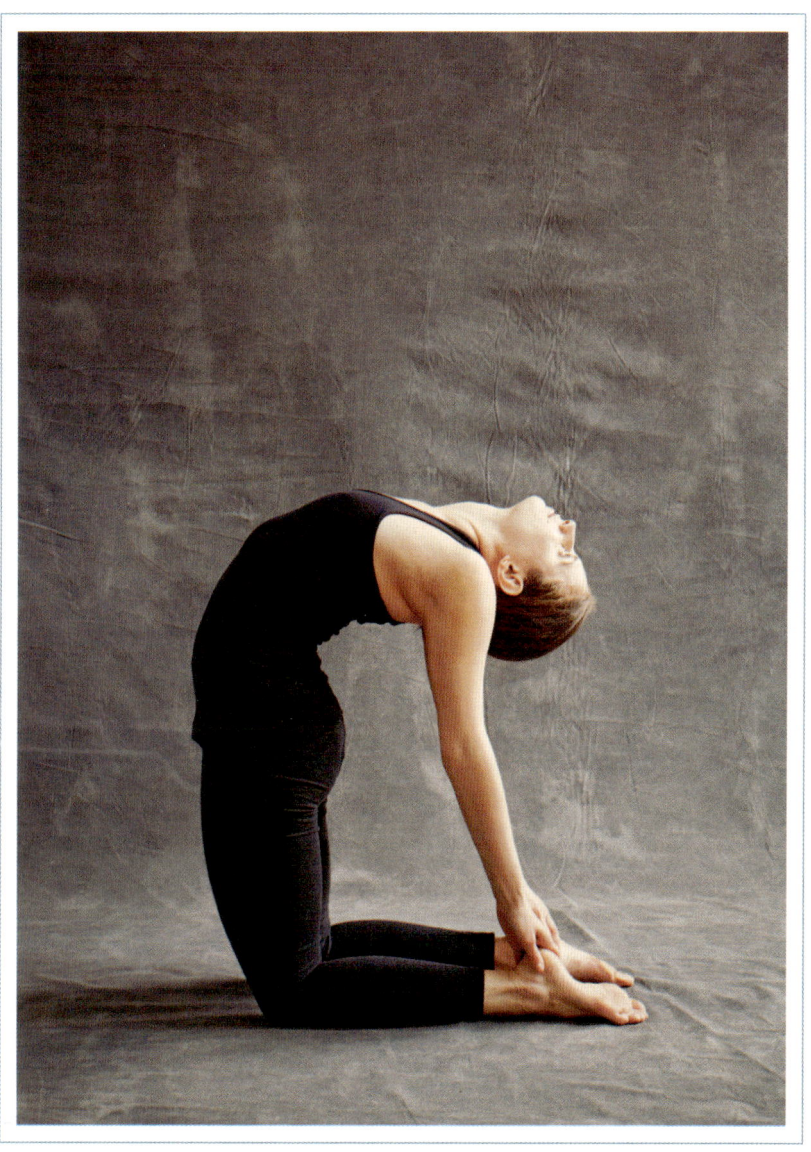

Beim Yoga geht es darum, sein Herz zu öffnen.

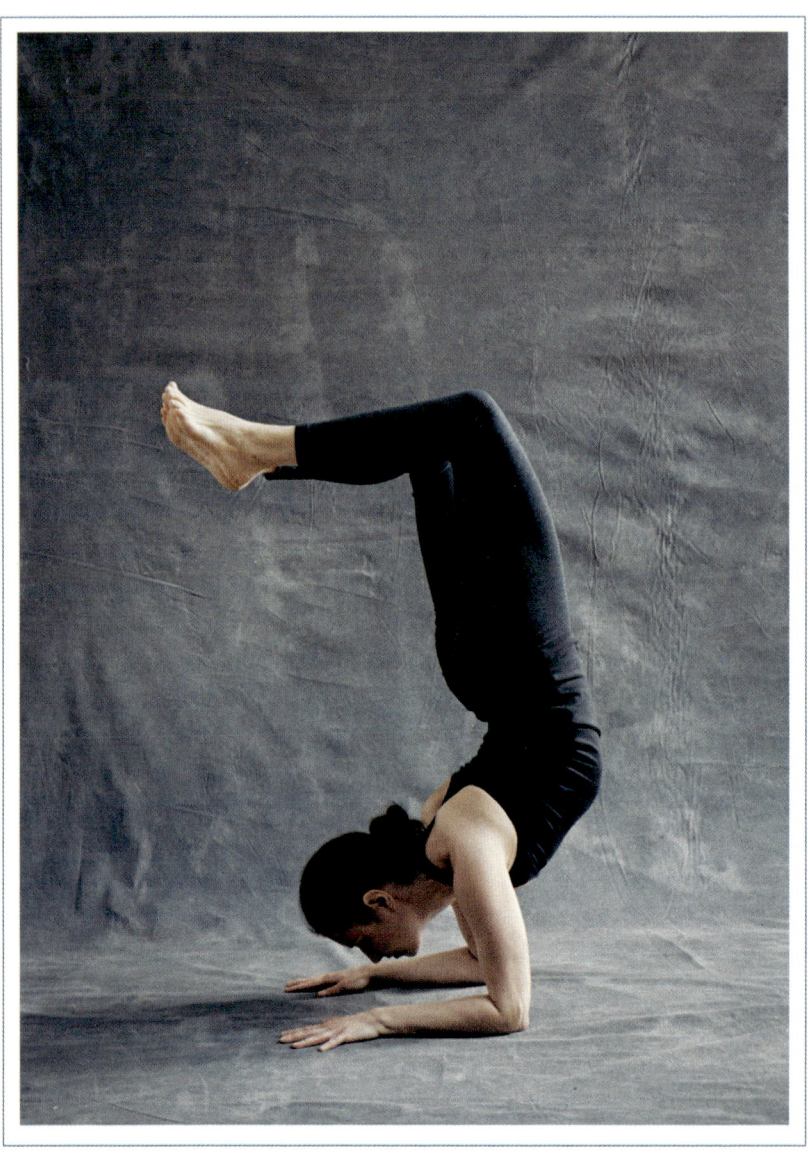

Beim Yoga geht es darum, Balance zu finden und freundlich zu bleiben, wenn man fällt.

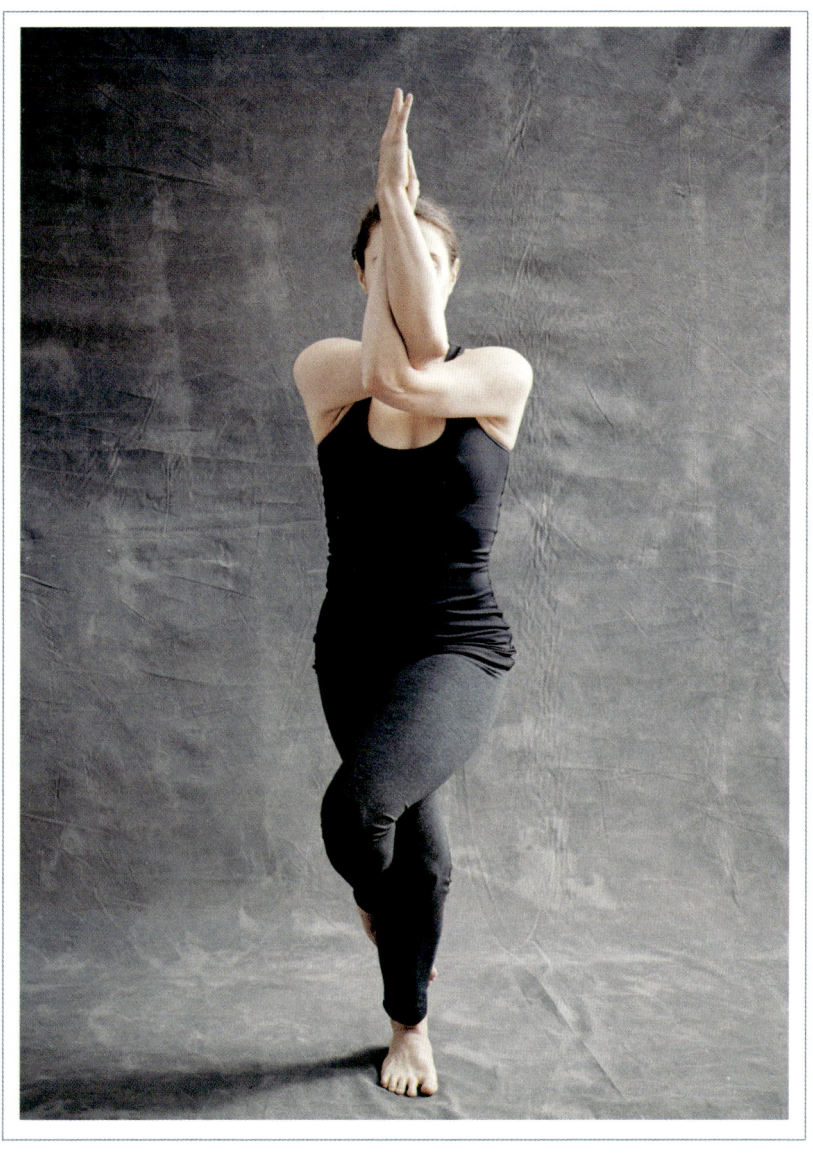

Beim Yoga geht es darum, die Dinge von innen her zu festigen.

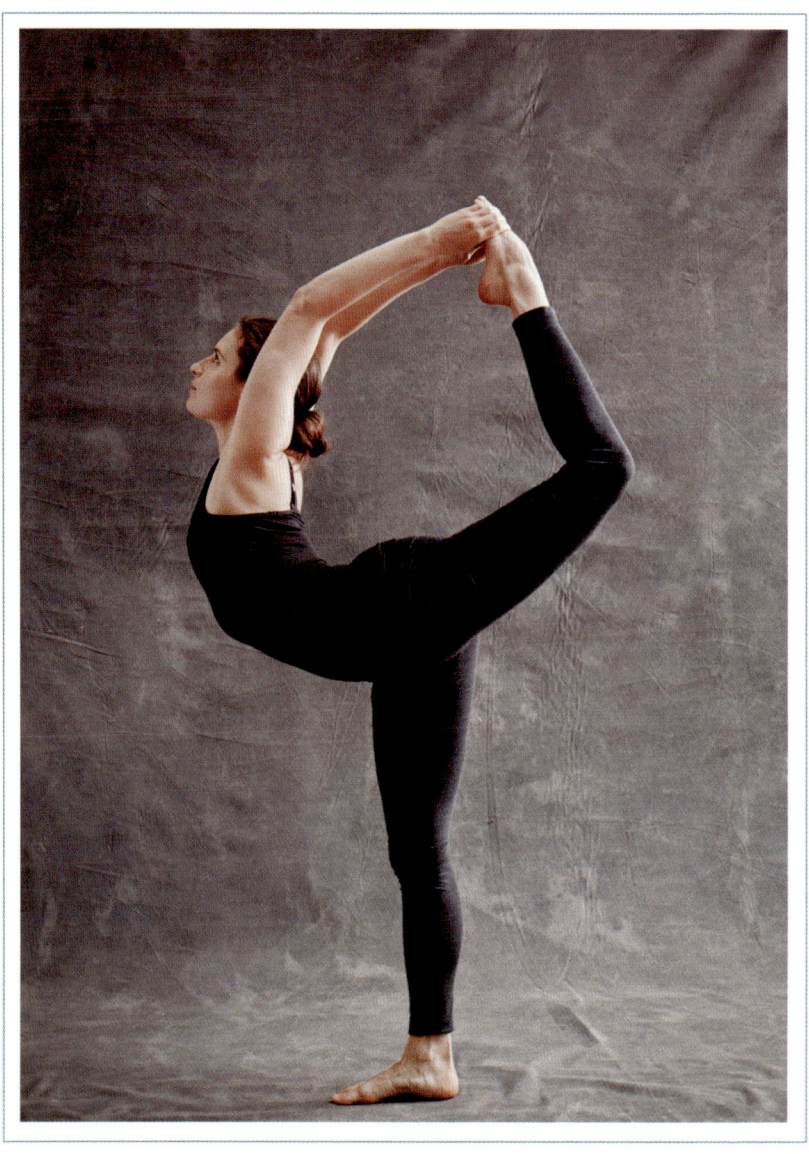

**Beim Yoga geht es um das Streben nach äußerer Klarheit,
um innere Klarheit zu erlangen.**

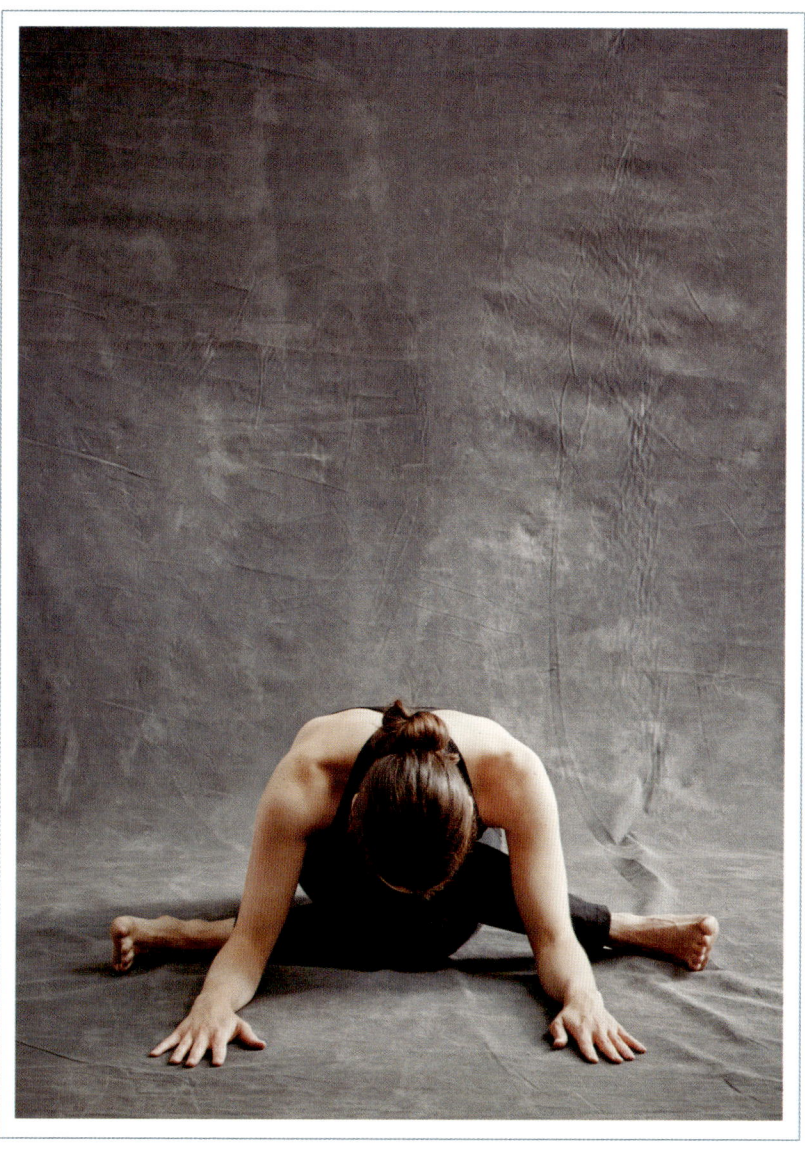

Beim Yoga geht es um Stretching, Kräftigung, Stimulation und die Entfaltung aller Körpermuskeln, damit man bequem sitzen und meditieren kann, ohne ein Verlangen nach Ablenkung zu verspüren.

WENN SIE NUR EINE YOGA-HALTUNG LERNEN...

... dann sollte es die *Liegende Göttin* sein. Diese Haltung öffnet das Herz, dehnt die Lunge und ist sehr erholsam. Sie können sie mit oder ohne Stütze ausführen. Sie gibt Ihnen die Chance, ein Gespür für die Faszination von Yoga zu bekommen, ohne dass Sie sich anstrengen müssen. Ob Sie nun Ihren Tag am Computer verbringen, mit den Händen arbeiten oder mit den Kindern am Boden spielen, wahrscheinlich sind Sie Ihrem Körper gegenüber verschlossen (das betrifft die meisten von uns). Diese Übung hilft. Mit einem Polster unter den Schulterblättern und einer gefalteten Decke, festen Kissen oder Yoga-Blöcken als Stütze für die Knie, den Rücken und den Kopf spüren Sie eine angenehme (und nach und nach zunehmende) Entspannung in der Hüfte, der Brust, den Schultern und dem Hals. Bleiben Sie so fünf Minuten liegen, es ist eine wundervolle Art, um den Tag zu beginnen oder enden zu lassen.

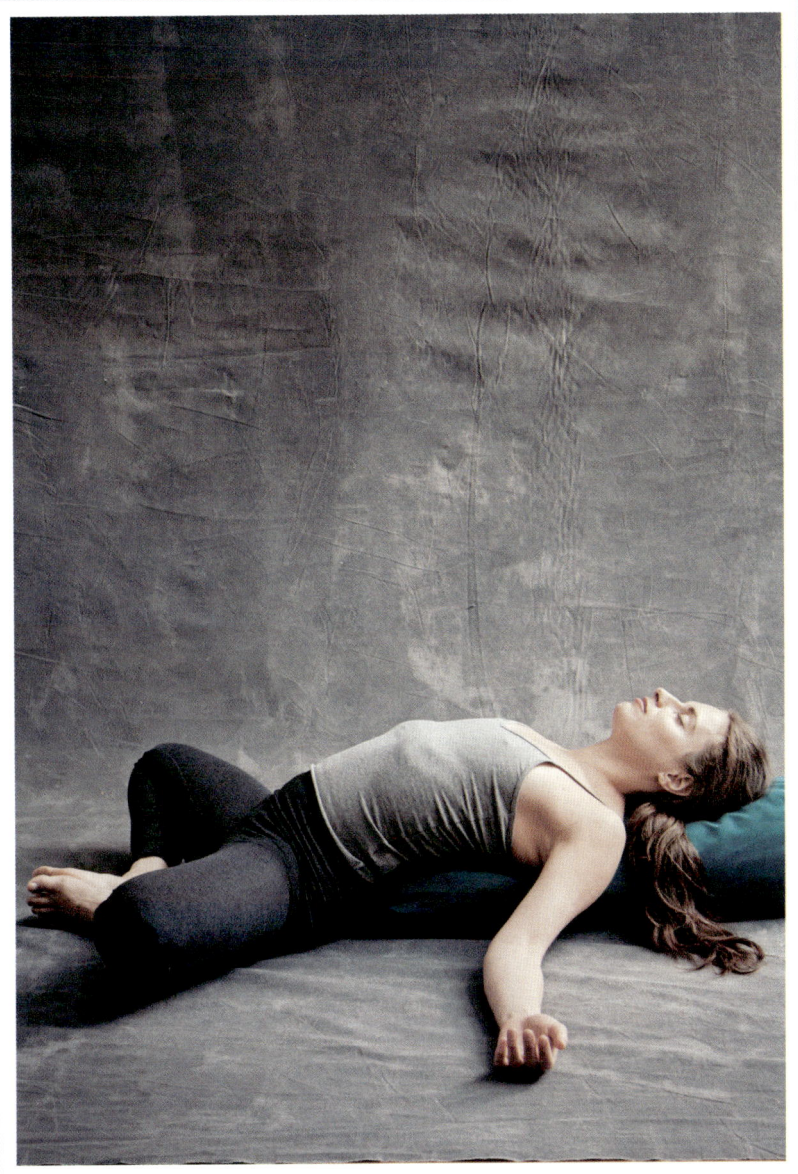

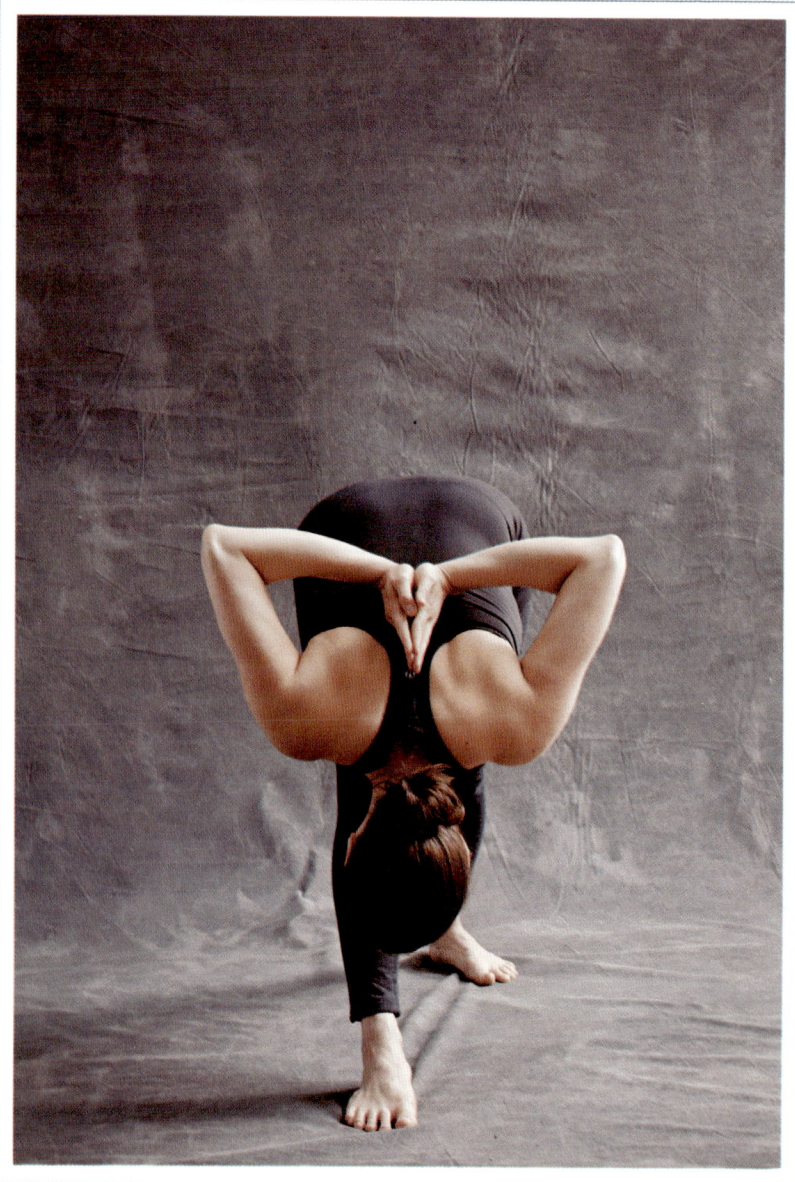

FINDEN SIE IHRE YOGA-RICHTUNG

Wenn Yoga neu für Sie ist, gibt es hier einen kurzen Überblick über einige Arten. Vinyasa- oder Flow-Yoga ist ein dynamischer Stil, der eine Bewegung mit der nächsten auf harmonische Weise verbindet. Die Choreografie und die einzelnen Stufen variieren von Klasse zu Klasse. Ashtanga ist eine anstrengende Yoga-Methode, bei der ebenso die Körperhaltung mit der Atemtechnik verbunden wird, aber hier gibt es keine Unterschiede zwischen den Klassen – jede einzelne Ashtanga-Klasse besteht aus denselben Haltungen in derselben Reihenfolge. Bei Iyengar-Yoga wird jede Haltung gesondert eingenommen (ohne Übergang) und Sie verharren wahrscheinlich lange in einer Pose. Bei Iyengar wird auf die individuellen Bedürfnisse der Übenden großen Wert gelegt und darauf geachtet, dass exakte Positionen eingenommen werden. Probieren Sie, wenn möglich, verschiedene Yoga-Richtungen aus, denn so können Sie herausfinden, welche am besten zu Ihnen passt.

HÖREN SIE AUF,
WENN ES WEHTUT

Haben Sie chronische Schmerzen? Gibt es eine Übung, vor der es Ihnen graut? Gibt es eine behutsamere Bewegung, die Sie bevorzugen? Viele Leute halten krampfhaft an Überzeugungen und Gewohnheiten fest, auch wenn sie Ihnen schaden. Wenn Sie manches, was Ihnen schadet, vereinfachen oder auslassen, werden die Übungen erträglicher und machen Spaß, dadurch werden sie auch effektiver. Eine einfache Regel heißt deshalb: Wenn etwas wehtut, *hören Sie auf damit.*

NEHMEN SIE IHRE BESCHWERDEN ERNST

Vielleicht haben Sie bereits einige physiotherapeutische Übungen gemacht, von denen Sie dachten, dass sie Ihnen helfen, aber das taten sie nicht. Wir betrachten Aufgaben wie diese oft als lästige Pflicht. Aber wenn man seine Einstellung ändert und mit Hingabe daran denkt, seinem Körper etwas Gutes zu tun, dann kann man besser damit klarkommen. Wir haben also die Kraft, uns selbst zu heilen, wenn wir unserem Körper Priorität einräumen. Stellen Sie sich vor, 90 Jahre alt zu sein und sich sagen hören: *Ach, hätte ich nur damals diese verflixten Stretch-Übungen gemacht. Dann hätte ich heute wahrscheinlich nicht diese chronischen Knieschmerzen.*

LASSEN SIE NICHT ZU, DASS IHR COMPUTER IHREN RÜCKEN SCHÄDIGT

Am Computer nähern Sie sich mit den Augen (vor allem, wenn Sie mit einem Laptop arbeiten) dem Bildschirm, wobei Ihr Kinn nach vorne geschoben, Ihr Rücken gerundet und Ihre Schultern angezogen werden. Durch diese Haltung wird die Rückenmuskeln überdehnt und das vordere Bindegewebe verkürzt. Mit der Zeit verinnerlicht Ihr Körper diese ungesunde Fehlhaltung und bleibt in dieser! Wenn Sie Ihre Körperhaltung dauerhaft stärken, werden die Lungen, Muskeln und Organe gelöst und Ihre Energieleistung erhöht sich, weil Sie besser atmen können. Stellen Sie Ihren Computer so auf, dass der Bildschirm auf Augenhöhe oder knapp darübersteht und achten Sie darauf, dass Ellenbogen und Hände auf derselben Höhe sind. Legen Sie ein Kissen unter Ihren Laptop, wenn Sie ihn auf dem Schoß liegen haben, oder legen Sie ihn auf eine Halterung, sodass die Tastatur nach unten zu Ihren Händen reicht.

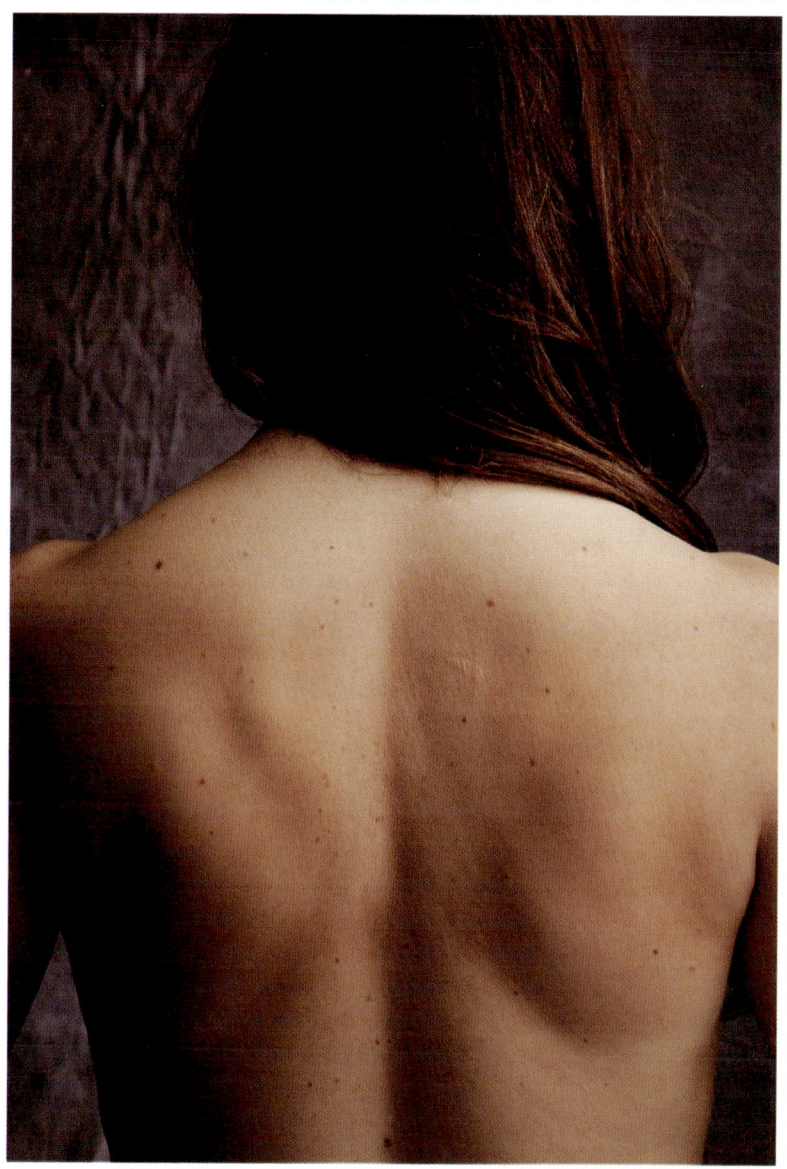

ÜBERWINDEN SIE DIE LETHARGIE LANGSAM, NICHT ÜBERSTÜRZT

Wenn Sie bisher noch keine Übungen gemacht haben, beginnen Sie langsam damit. Melden Sie sich nicht gleich in einem Fitnessstudio an. Starten Sie im Alltag: Nehmen Sie morgens einen längeren Weg zum Zug, laufen Sie Treppen, anstatt Aufzug zu fahren. Machen Sie sich den Weg zur Bewegung leicht. Steigern Sie danach Ihre körperlichen Aktivitäten noch mehr. Sie müssen Ihren Körper erst aufwecken, bevor Sie damit anfangen, Gewichte zu stemmen oder laufen zu gehen. Wenn Sie der Aktivität nicht so viel Bedeutung beimessen („Ich gehe jetzt ins Fitnessstudio!"), ist es leichter, damit anzufangen. Legen Sie zum Beispiel dieses Buch zur Seite und gehen Sie kurz spazieren.

BEWEGEN SIE SICH FÜNF MINUTEN PRO STUNDE

Für manche ist das leichter gesagt als getan, aber nehmen Sie sich diese 5 Minuten zum Ziel. Schreiben Sie es sich auf ein Post-it und kleben Sie es sich irgendwohin, wo Sie es sehen (zum Beispiel an den Computer). Stehen Sie nach 55 Minuten Arbeitszeit auf und laufen Sie oder steigen Sie ein paar Treppen. Wenn Sie ein eigenes Büro haben, können Sie ein paar Yoga-Übungen machen oder ein paar klassische Gymnastikübungen (Push-ups, Hampelmann-Sprünge) – irgendetwas, was Sie aus dem Sessel holt, in dem Ihr Körper festsitzt. Durch diese Pause kann auch Ihr Gehirn neu starten, somit können solche Gewohnheiten auch sehr gut für die Arbeitsleistung sein.

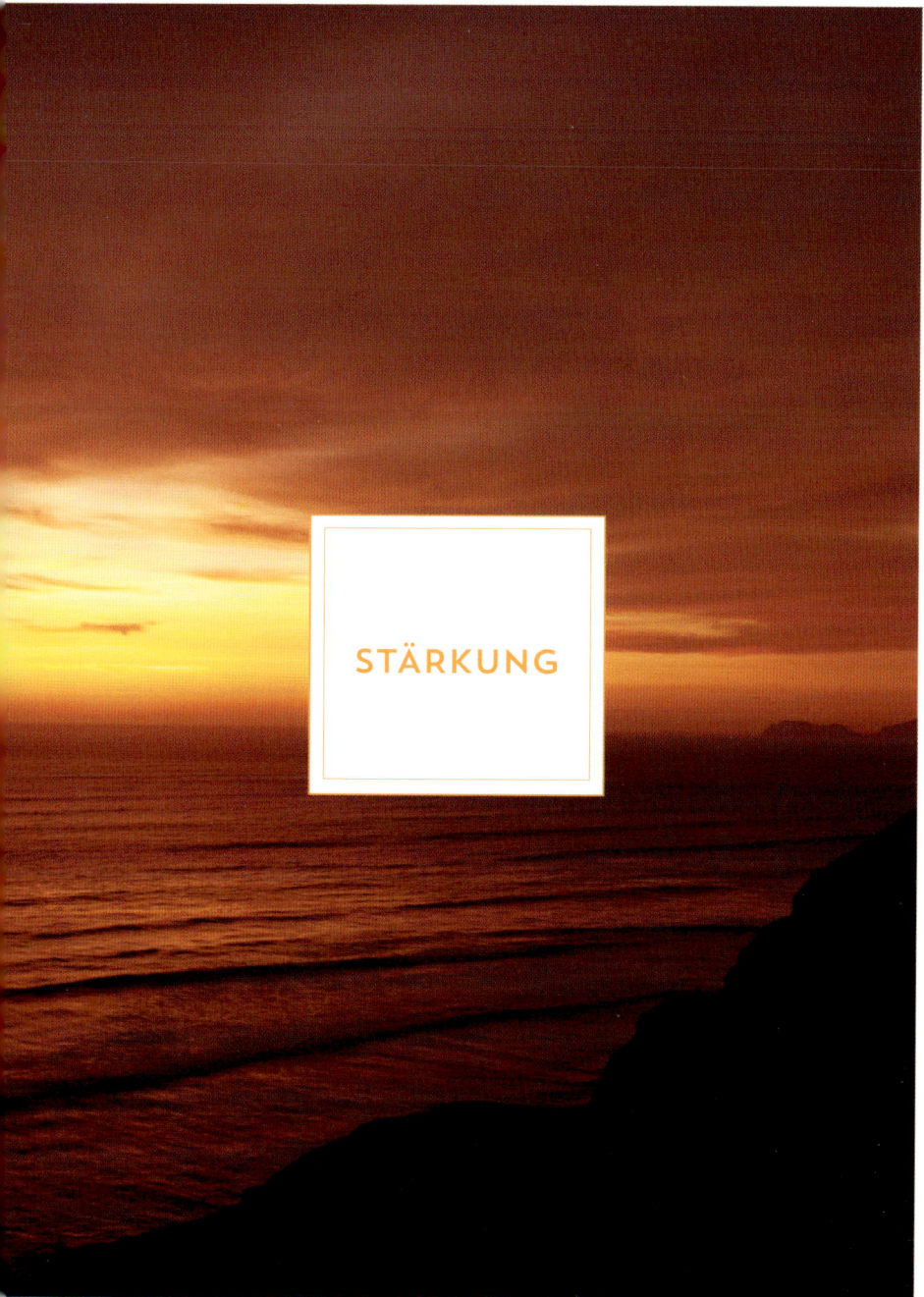

STÄRKUNG

GEHEN SIE TÄGLICH 15 MINUTEN IN DIE SONNE

Ihr Körper benötigt Vitamin D, das durch Sonnenlicht in unserem Körper entsteht, um sich vor vielen Krankheiten und sogar vor einigen Krebsarten zu schützen. Die meisten von uns bekommen nur die Hälfte der notwendigen Vitamin-D-Dosis. Gehen Sie daher täglich 15 bis 30 Minuten an die Sonne, bedecken Sie dabei die Arme und Beine nicht (wenn es das Wetter zulässt) und cremen Sie sie auch nicht mit Sonnencreme ein. Das wirkt Wunder für Ihre Laune und für Ihren Energiehaushalt.

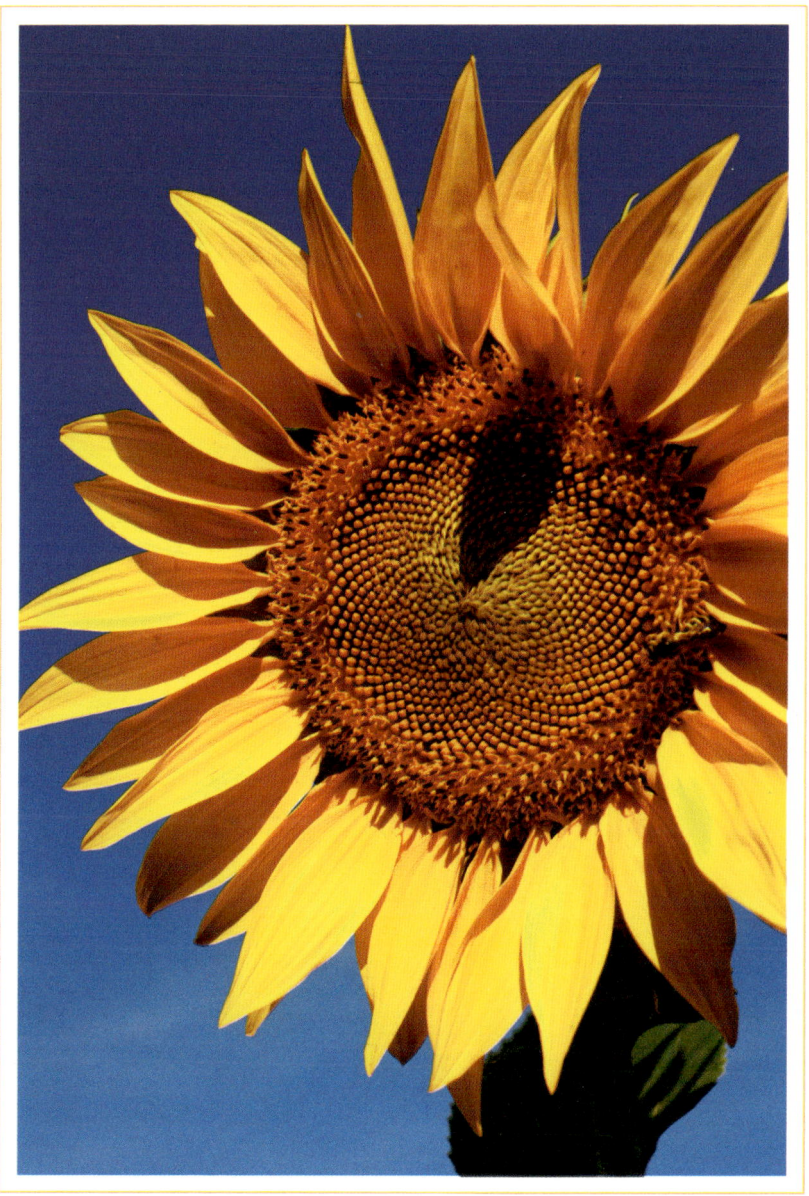

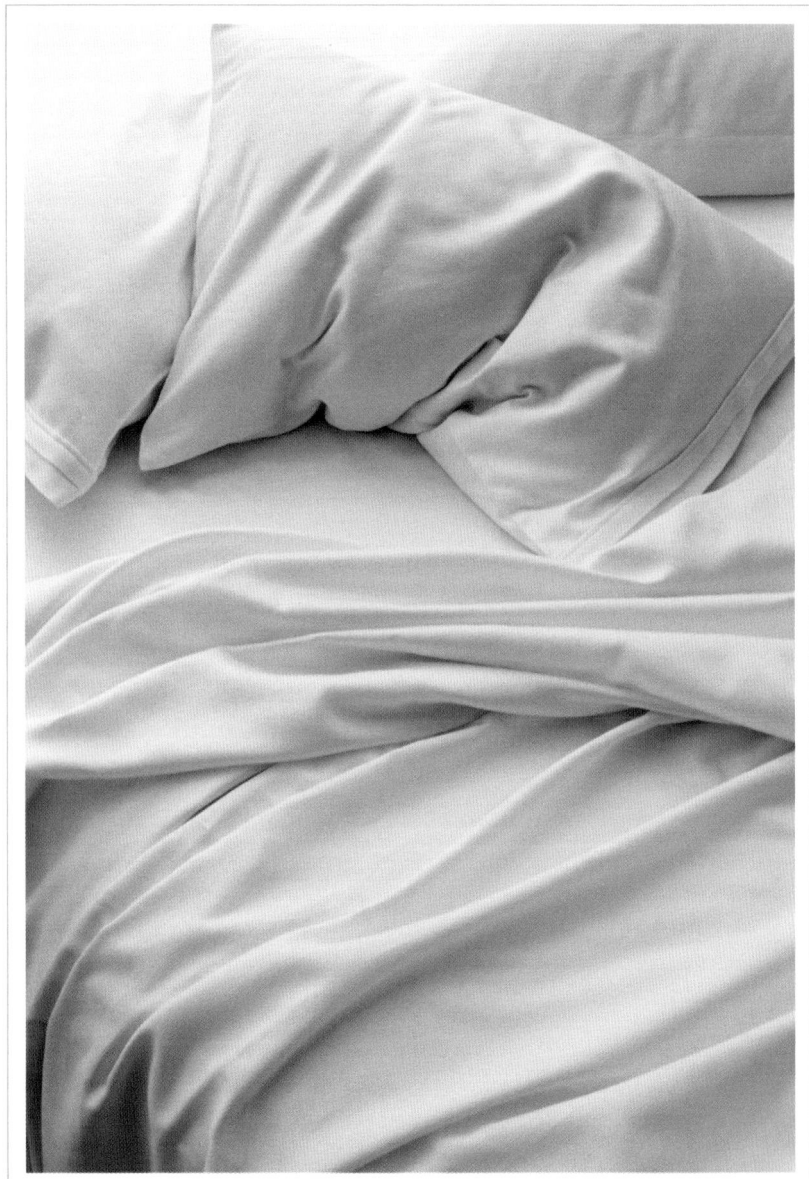

ACHTEN SIE AUF VIER FAKTOREN FÜR EINEN ERHOLSAMEN SCHLAF

Um gut zu schlafen, brauchen Sie Folgendes: einen kühlen Raum (15 bis 20 °C), keine Bildschirmbeschäftigung in der letzten Stunde vor dem Schlafengehen (kein Fernseher, Laptop, E-Reader, Handy), völlige Dunkelheit (schalten Sie auch das Licht nicht an, wenn Sie mitten in der Nacht zur Toilette gehen, denn das bringt die Produktion des Schlafhormons Melatonin durcheinander) und kein Essen und Trinken in den letzten beiden Stunden vor dem Schlafengehen. Das ist alles. Verstauen Sie Geräte in einem anderen Zimmer, damit diese Lichtquellen aus Ihrem Schlafzimmer verbannt sind. Falls das nicht möglich ist, benutzen Sie eine Augenmaske.

VERBRINGEN SIE VIEL ZEIT MIT LIEBEN MENSCHEN

Ja, das ist ein Gesundheitsfaktor, eine Stärkung für Ihr Immunsystem. Sie sollten sich mit Menschen umgeben, denen Sie nahestehen, mit denen Sie lachen, unbefangen über Ihre Probleme reden können und die gut zuhören. Sie brauchen Umarmungen, Lächeln und herzhaftes Lachen. Sie sollten ganz Sie selbst sein können. Wenn Sie glücklich sind, gehört all das zu Ihrem Tag. Und auch wenn es anstrengend ist, macht es glücklich. Glauben Sie nicht, dass es mit E-Mails, Facebook oder Telefon getan ist – körperliche und emotionale Nähe ist sehr wichtig.

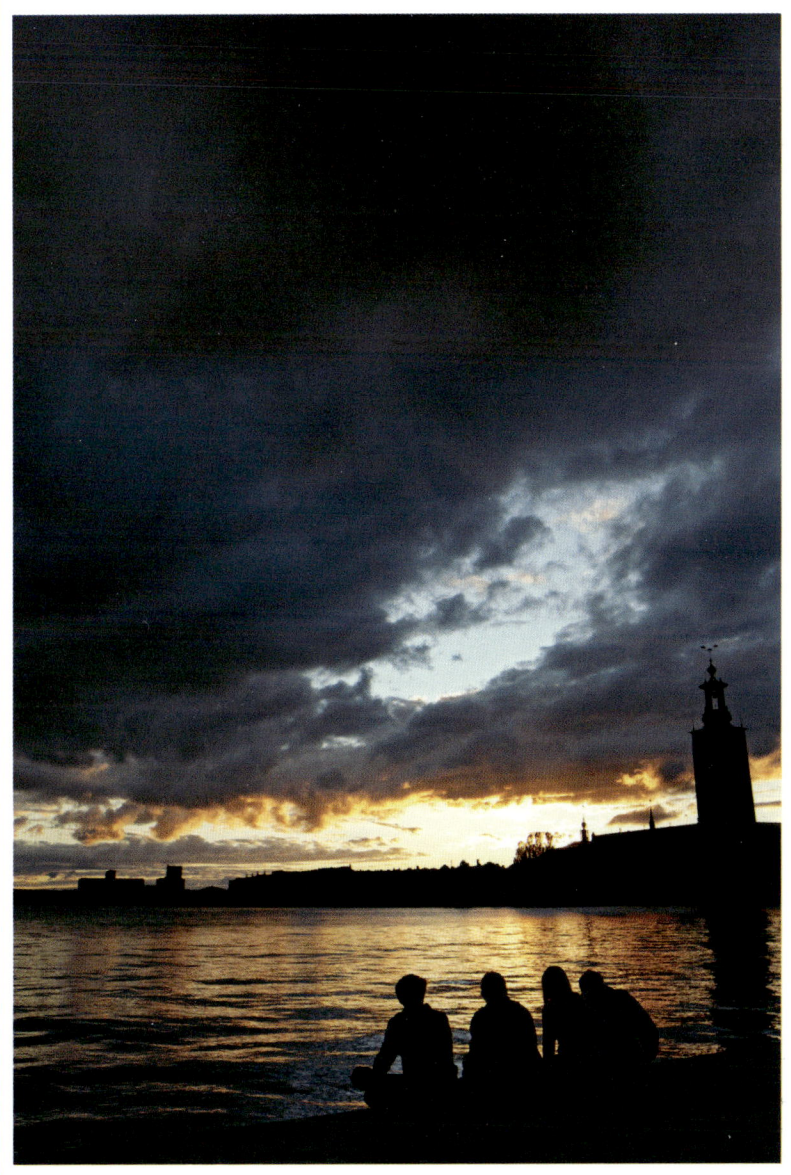

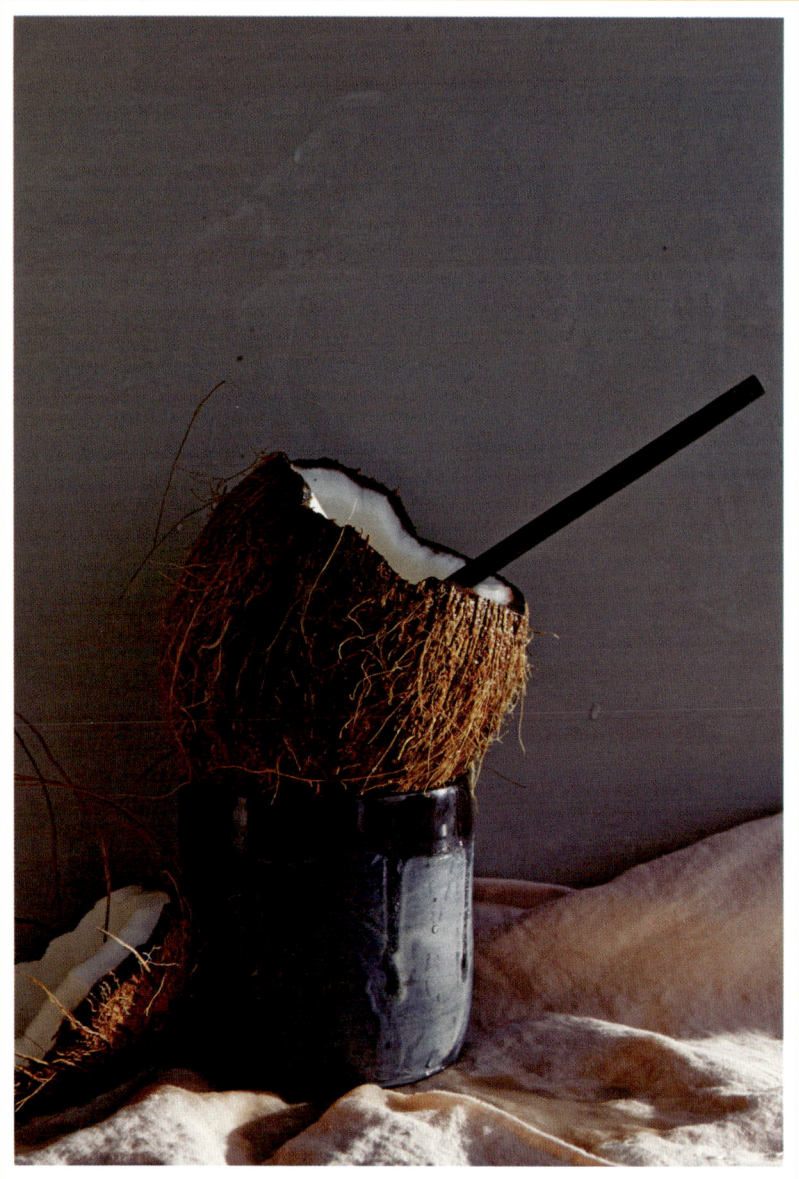

SEIEN SIE SKEPTISCH
BEI ENERGY DRINKS

Halten Sie sich und Ihre Kinder von Getränken fern, die blau, grün oder orange leuchten und positive Energie liefern sollen. Auch Kokoswasser ersetzt Elektrolyte, die in Energy Drinks enthalten sind, und ist frei von Chemie (da es aber auch viel natürlichen Zucker enthält, sollten Sie es damit nicht übertreiben). Wenn Sie einen Eiweiß-Shake zubereiten, können Sie für einen intensiveren Geschmack normales Wasser auch durch Kokoswasser ersetzen.

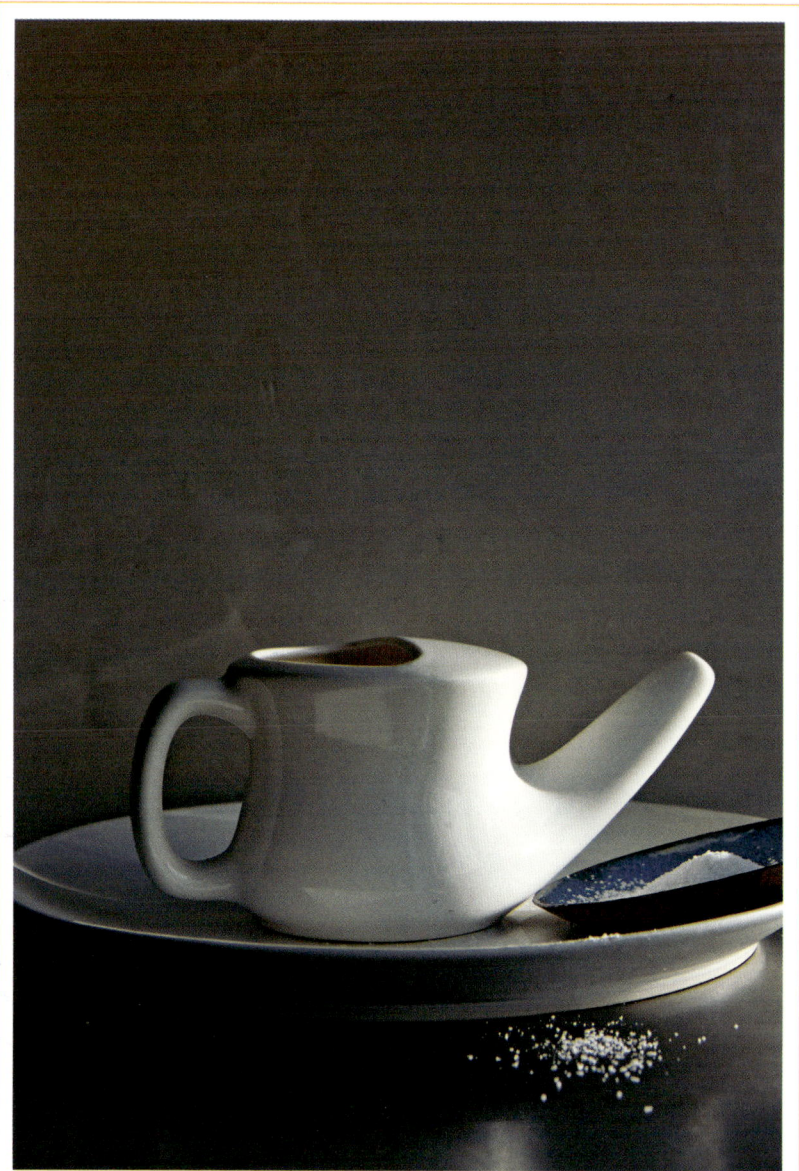

BENUTZEN SIE EINE NASENDUSCHE

Das ist sicher nicht das, was Sie vor Ihrem Partner machen möchten, aber der Gebrauch einer Nasendusche ist wie der von Zahnseide ein tägliches, zweiminütiges Ritual, das sehr schnell zur Gewohnheit wird. Wenn Sie einmal damit angefangen haben, werden Sie sich fragen, wie Sie so lange ohne leben konnten. Wenn diese Praxis zunächst auch etwas fremd und seltsam wirkt, braucht es doch nicht viel, um sie durchzuführen: Geben Sie einen kleinen Löffel jodfreies Salz in das Gefäß (der Messlöffel wird bei speziellem Salz für Nasenduschen mitgeliefert, man bekommt aber auch portionsweise abgepacktes Salz), füllen Sie es mit warmem Wasser auf und gießen Sie es in ein Nasenloch. Neigen Sie dabei den Kopf so, dass das Wasser aus dem anderen Nasenloch herauslaufen kann. Schnäuben Sie durch die Nase und wiederholen Sie den Vorgang auf der anderen Seite. Sie werden damit besser atmen können und feststellen, dass Erkältungen schneller abklingen und dass saisonale Allergien einen leichteren Verlauf haben.

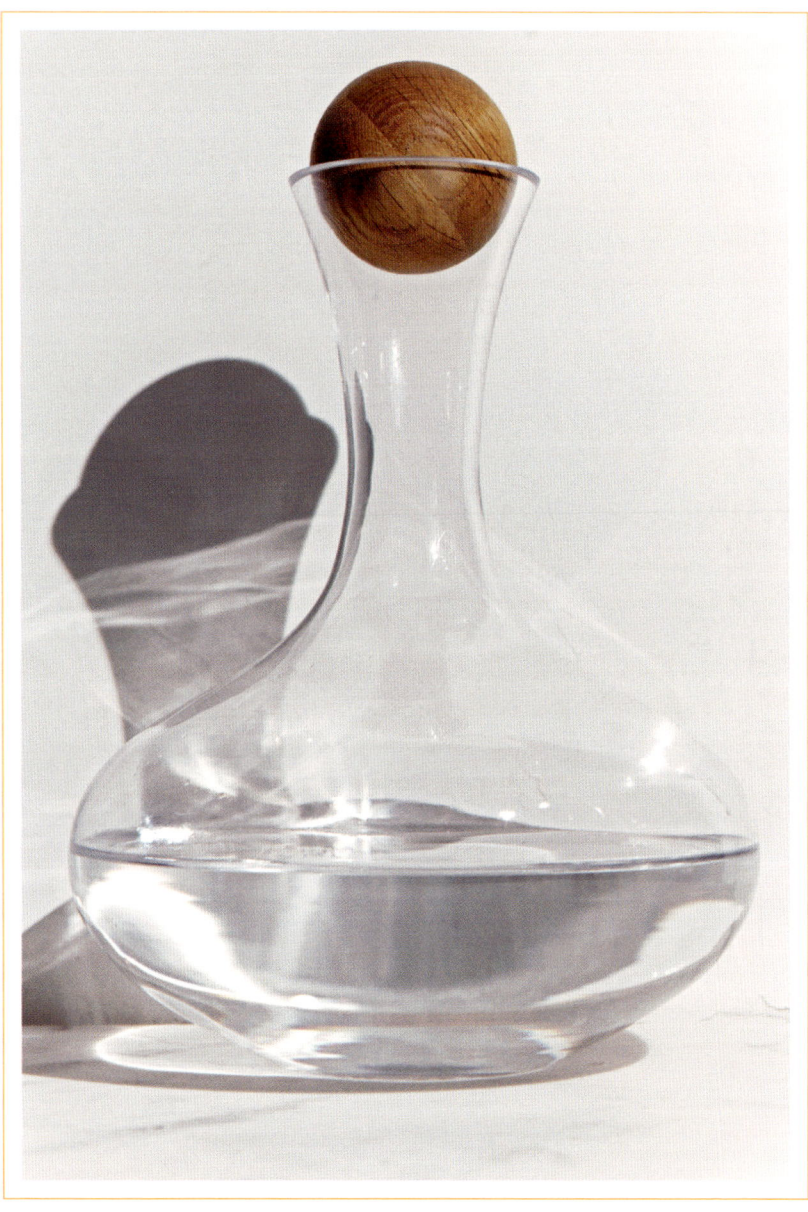

TRINKEN SIE WENIGER ROTWEIN

Vielleicht haben Sie schon einmal gehört, dass ein Glas Rotwein pro Tag gut für den Körper sei. Das liegt daran, dass Rotwein etwas Resveratrol, ein kräftigendes, entzündungshemmendes Antioxidans, an den Körper abgibt. Erschießen Sie die Person nicht, die Ihnen das gesagt hat, aber die Wahrheit ist, dass die Menge an Resveratrol in einem Glas Wein (1 mg) unbedeutend ist (wenn ein Glas 5 mg enthalten würde, wäre das etwas anderes). Alkohol ist flüssiger Zucker. Er erschöpft eher, als dass er zur Erholung beiträgt. Um sich richtig gut zu fühlen, sollten Sie nicht täglich Alkohol trinken, vor allem keinen Rotwein.

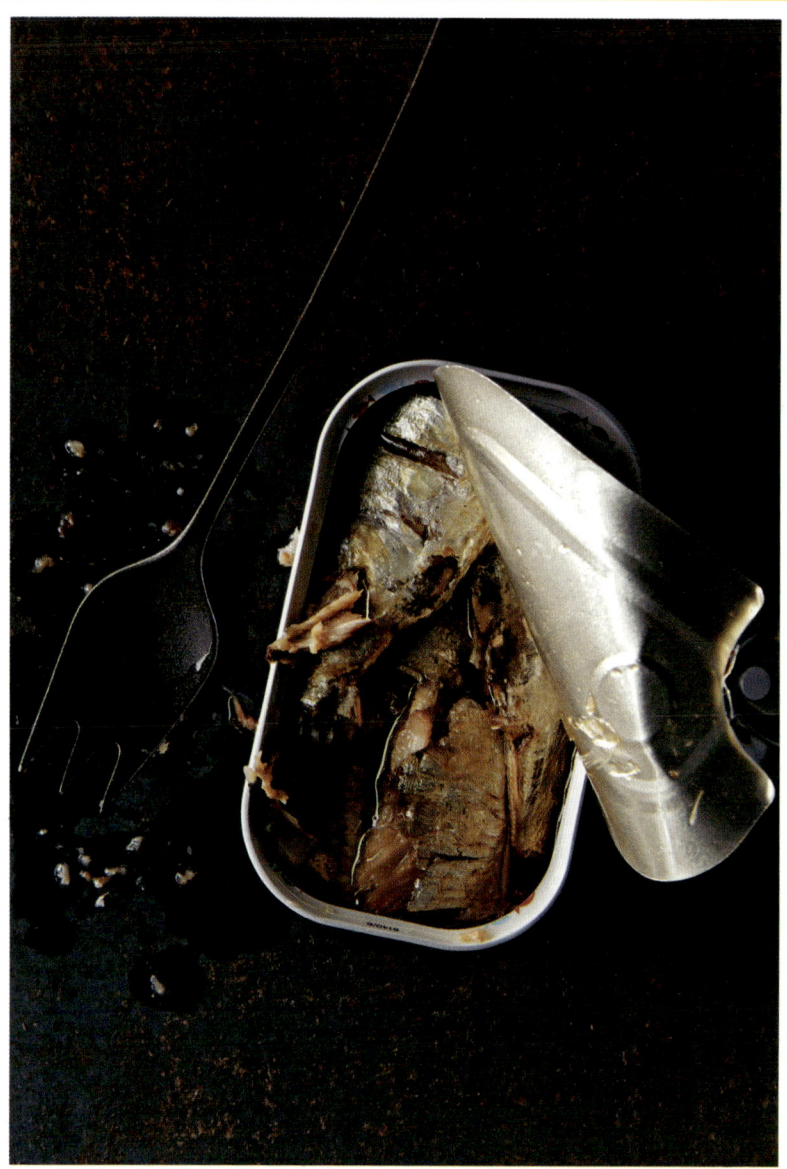

ESSEN SIE GESUNDE OMEGA-3-FETTSÄUREN

Omega-3-Fettsäuren sind gesunde Fette, die unser Körper braucht. Sie reduzieren das Cholesterin und den Blutdruck, sie stärken das Immunsystem, sie erhöhen die Gesundheit von Hirn, Gelenken, Herz und Augen und sie reduzieren Entzündungen (die mit allen Arten von Krankheiten einhergehen). Wichtige Quellen für Omega-3-Fettsäuren sind wilder Lachs, Walnusskerne, Fleisch von Weidevieh, Leinsamen und Sardinen.

ERGÄNZEN SIE GEZIELT IHRE NAHRUNG

In einer perfekten Welt würde die Erde, in der alles wächst, zahlreiche Nährstoffe enthalten und das Produkt in Ihrem Lebensmittelladen wäre voller Mineralstoffe und Vitamine, die Sie brauchen. Aber das ist keine Realität mehr, die Erde ist ausgelaugt. Essen Sie also vor allem viel frische oder Bio-Lebensmittel und gehen Sie jeden Tag an die frische Luft, um Vitamin D zu bilden. Wenn Ihnen trotzdem bestimmte Nährstoffe fehlen, scheuen Sie sich nicht, mit Nahrungsergänzungsmitteln die Lücken zu füllen – gerade im Winter, wenn frische Lebensmittel und Sonnenlicht rar sind.

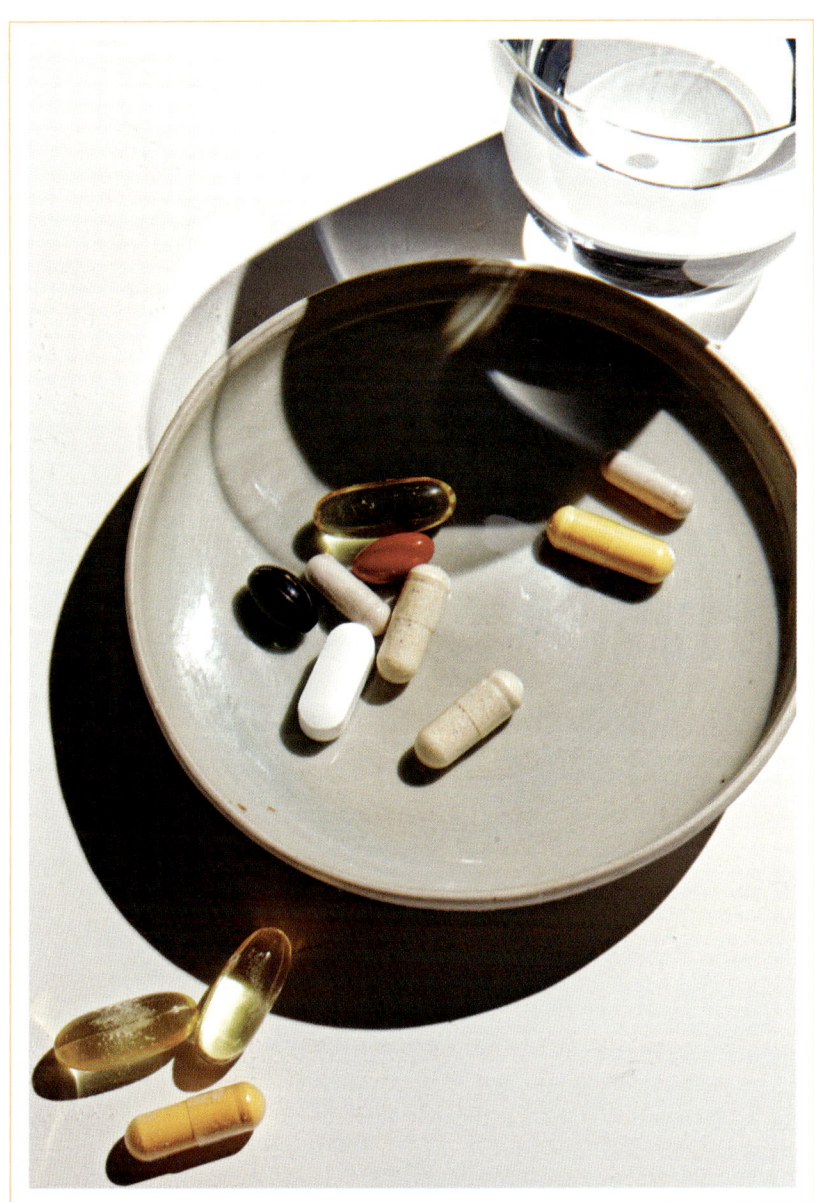

NEHMEN SIE JEDEN TAG

MULTIVITAMINPRÄPARATE

Wählen Sie ein Präparat, das zweimal täglich eingenommen werden soll. Kaufen Sie es in Kapselform, nicht als Tablette, weil der Körper sie leichter verarbeiten kann. Nehmen Sie eine natürliche Version, ohne Zucker, Laktose oder künstliche Farbstoffe. Wenn Sie Magnesiumoxid auf der Verpackung entdecken, ist es wahrscheinlich kein qualitativ hochwertiges Vitaminprodukt. Qualität ist ein wichtiger Faktor für alle Nahrungsergänzungsmittel.

VITAMIN D

Auch wenn Sie viel Sonne abbekommen, können Sie die Vitamin-D-Zufuhr erhöhen, vor allem im Winter, wenn die Sonne niedrig steht und wir weniger Zeit draußen verbringen. Vitamin-D-Mangel wird in Zusammenhang mit Krebs, Herzkrankheiten, hohem Blutdruck, Arthritis, Parkinson und Alzheimer gebracht. Achten Sie darauf, dass Ihr Produkt Vitamin D_3 enthält, und fragen Sie Ihren Arzt nach der richtigen Dosierung.

OMEGA-3-FISCHÖL

Hochwertiges Fischöl hat die Wirkung eines Zaubertranks, weil es das Risiko einer Herzerkrankung und von Entzündungen reduziert und Sie vor Diabetes Typ 2 und Arthritis schützt. Es wirkt auch bei Depression, Angstzuständen und Erschöpfung. Achten Sie darauf, dass das Fischölprodukt auf Quecksilber geprüft wurde.

PROBIOTISCHE BAKTERIEN

Ärzte haben inzwischen verstanden, dass Antibiotika unserem Körper wichtige Bakterien entziehen, und empfehlen jetzt die Einnahme von probiotischen Bakterien, wenn Sie ein Antibiotikum verschreiben, um den Darm ins Gleichgewicht zu bringen. Aber um die Menge der Bakterien, die wir benötigen, stabil zu halten, sollten wir täglich probiotische Bakterien zu uns nehmen. Die probiotischen Produkte werden normalerweise im Kühlregal gelagert und sollten mindestens 20 Billionen lebende Bakterien pro Portion enthalten. Manche Menschen meinen, wenn sie viel Joghurt essen, nehmen sie alle notwendigen probiotischen Bakterien zu sich. Aber normale Joghurts sind keine gute Quelle für probiotische Bakterien, weil durch die Pasteurisierung die meisten wertvollen Bakterien abgetötet werden.

NEHMEN SIE BEI BEDARF

Süßholzextrakt, bei sehr niedrigem Blutdruck: Nehmen Sie 150 mg zweimal am Tag. Dadurch wird die Nebenniere, die für den niedrigen Blutdruck verantwortlich ist, auf natürliche Weise gestärkt. (Nehmen Sie das Extrakt nicht, wenn Sie normalen oder hohen Blutdruck haben.)

Vitamin B$_{12}$, für Veganer oder konsequente Vegetarier: B$_{12}$ ist in Fleisch, Fisch, Eiern und Milchprodukten enthalten und führt dem Körper Energie zu. Nehmen Sie Vitamin B$_{12}$ auch, wenn Sie über 65 Jahre alt sind (auch wenn Sie Fleisch essen), weil der Körper die Vitamine aus den Lebensmitteln nicht mehr so gut verarbeiten kann, wenn wir älter werden.

Magnesiumglycinat, wenn Sie schlecht schlafen: Nehmen Sie dieses Mittel vor dem Schlafengehen. Es reguliert den Blutdruck, stärkt die Gelenke, kräftigt das Immunsystem und unterstützt Herz und Gehirn.

ERSPAREN SIE SICH CHOLESTERINSENKER

Wenn Sie Cholesterinsenker nehmen, um Ihren Cholesterinspiegel zu senken, sollten Sie wissen, dass diese Medikamente kontrovers beurteilt werden. Es hat sich allerdings herausgestellt, dass durch die Senkung des Cholesterinspiegels Herzattacken und Infarkten *nicht* vorgebeugt wird. Man hat uns einen Bären aufgebunden. Die Wahrheit ist, dass Millionen von Menschen unnötigerweise Cholesterinsenker eingenommen haben und dass diese Diabetes, Leberschäden, Probleme mit dem Nervensystem, Muskelschwäche und andere Krankheiten verursachen können. Sprechen Sie mit Ihrem Arzt über Möglichkeiten, das Medikament abzusetzen. Und bis dahin nehmen Sie zusätzlich jeden Tag 200 mg Co-Enzyme Q10. Diese reduzieren Nebenwirkungen wie Muskelschwäche und -schmerzen.

NUTZEN SIE DIE KRAFT VON CHIA-SAMEN

Diese kleinen Samen mit dem milden Aroma (sie schmecken ein wenig nach Mohn) versorgen den Körper mit einer riesigen Menge an Nährstoffen, vor allem Omega-3-Fettsäuren. Sie sorgen auch dafür, dass Sie sich schneller satt fühlen, was von Vorteil ist, wenn Sie abnehmen möchten. Streuen Sie die Samen über Saucen oder geben Sie sie in einen Shake. Oder bereiten Sie einen köstlichen Pudding zu: Mischen Sie dafür eine Dose Kokosmilch mit 2 Esslöffeln Chia-Samen und 2 Esslöffeln Kakaopulver (zum Backen). Süßen Sie mit etwas Stevia, verrühren Sie die Zutaten gut und stellen Sie die Creme in den Kühlschrank. Nach 10 Minuten haben Sie ein köstliches Schokoladendessert.

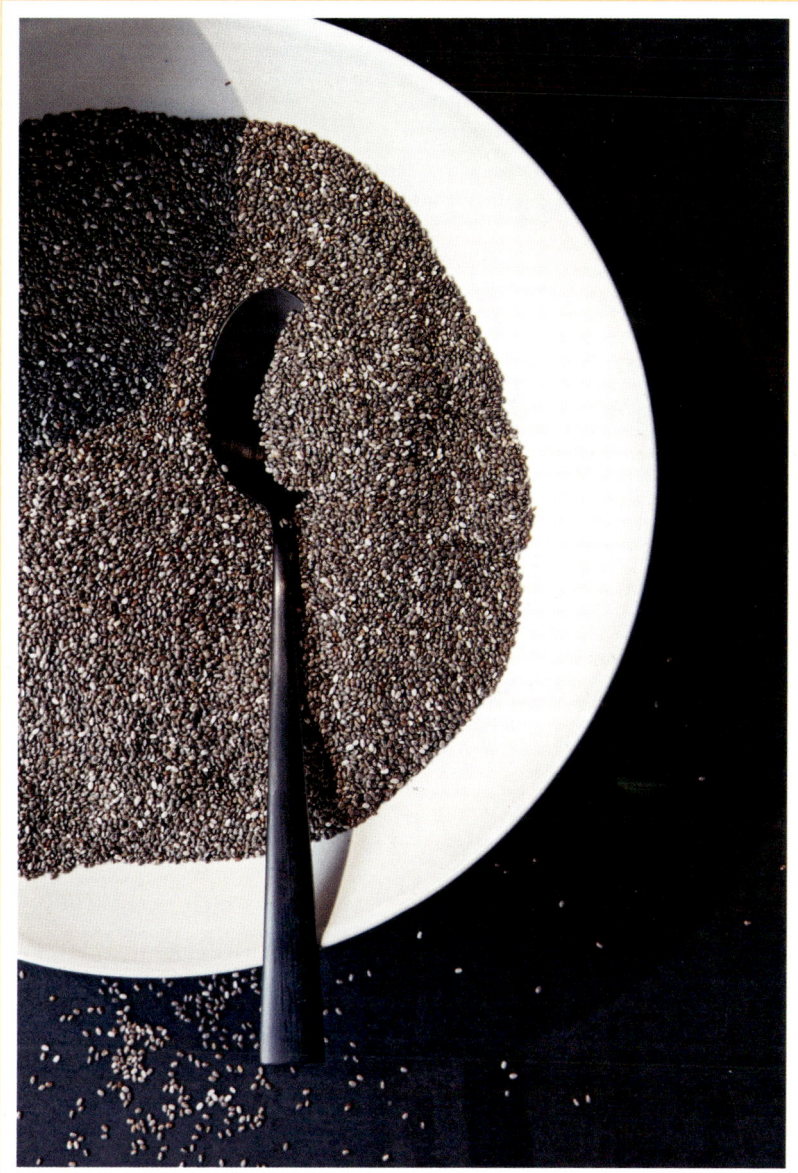

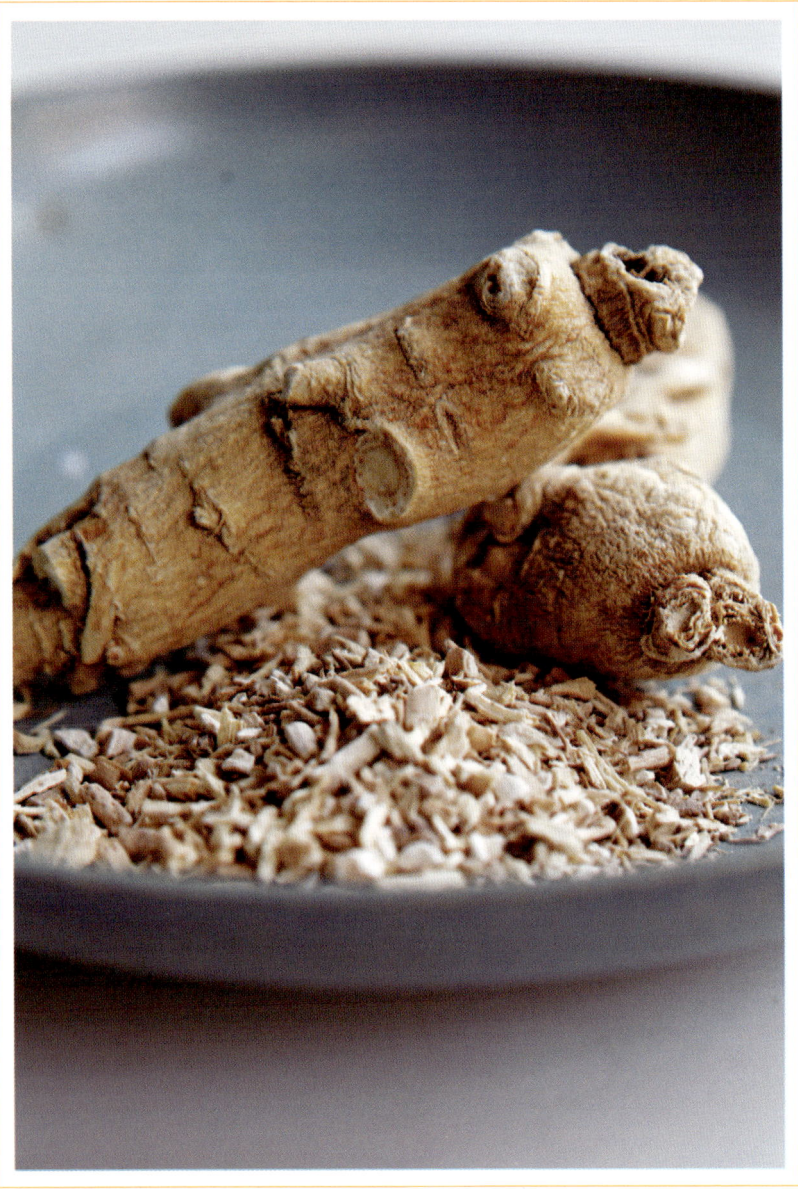

KRÄFTIGEN SIE DIE NEBENNIEREN

Das verrückte Leben, das die meisten von uns führen, hat extreme Auswirkungen auf die Nebennieren: ständiges Multitasking, immer ansprechbar sein, auch wenn man zu Hause ist, viel zu viel und viel zu oft arbeiten und dann noch Kohlenhydrate knabbern und Kaffee trinken, weil wir zu beschäftigt für eine richtige Mahlzeit sind. Die Nebennieren sollen kontrollieren, wie wir auf Stress reagieren, aber wenn wir konstant und unterschwellig Stress haben, werden sie überlastet. Dann senden sie einen Hilferuf an die Schilddrüse, die auch überlastet wird, wodurch unser Stoffwechsel durcheinandergerät und wir zunehmen. Wenn Sie sich ständig grundlos deprimiert fühlen, könnte das daran liegen, dass die Nebenniere und die Schilddrüse überfordert sind. Hier können pflanzliche Nahrungsergänzungsmittel, die Adaptogene, helfen. Nehmen Sie sie drei Monate täglich und lassen Sie Ihren Körper dann einen Monat ausruhen. Achten Sie darauf, dass die Kapseln asiatisches Ginseng, Taigawurzel, Schlafwurzel und Rosenwurz enthalten.

PRÜFEN SIE IHRE BLUTWERTE

Wenn Sie das nächste Mal bei Ihrem Arzt sind, bitten Sie ihn, folgende Dinge zu überprüfen: Ihre Werte von Vitamin D, Hämoglobin A1c und den Blutzuckerspiegel. Viele Ärzte nehmen diese Werte nicht ernst genug. Der Vitamin-D-Wert sollte mindestens 40 betragen, andernfalls benötigen Sie Ergänzungsmittel. Der Hämoglobin-A1c-Wert sollte bei 5,5 oder niedriger liegen und der Blutzucker unter 95. Wenn einer der beiden Werte nicht stimmt, kann Ihr Körper Zucker nicht richtig verwerten (das gilt auch für Obst, Brot, Nudeln und sogar süße Gemüsesorten wie Rote Bete). Machen Sie in solchen Fällen eine Low-Carb- bzw. Paleo-Diät.

DENKEN SIE ÜBER IHRE ÄRZTE NACH

Wenn Ihnen die Empfehlungen in diesem Buch zusagen, können Sie für sich und Ihre Familie einen Arzt suchen, der nach der Functional Medicine arbeitet. Diese Ärzte forschen nach den Ursachen und behandeln nicht nur die Symptome. Neben der Schulmedizin gibt es eine Vielzahl von Heilverfahren, die den Patienten als Individuum ansehen und dessen Lebensumstände mit in die Diagnose einfließen. Informieren Sie sich über Ärzte mit Schwerpunkten in Homöopathie, Akupunktur, Osteopathie, Ayurveda oder Functional Medicine über die Internetseiten der Kassenärztlichen Vereinigung.

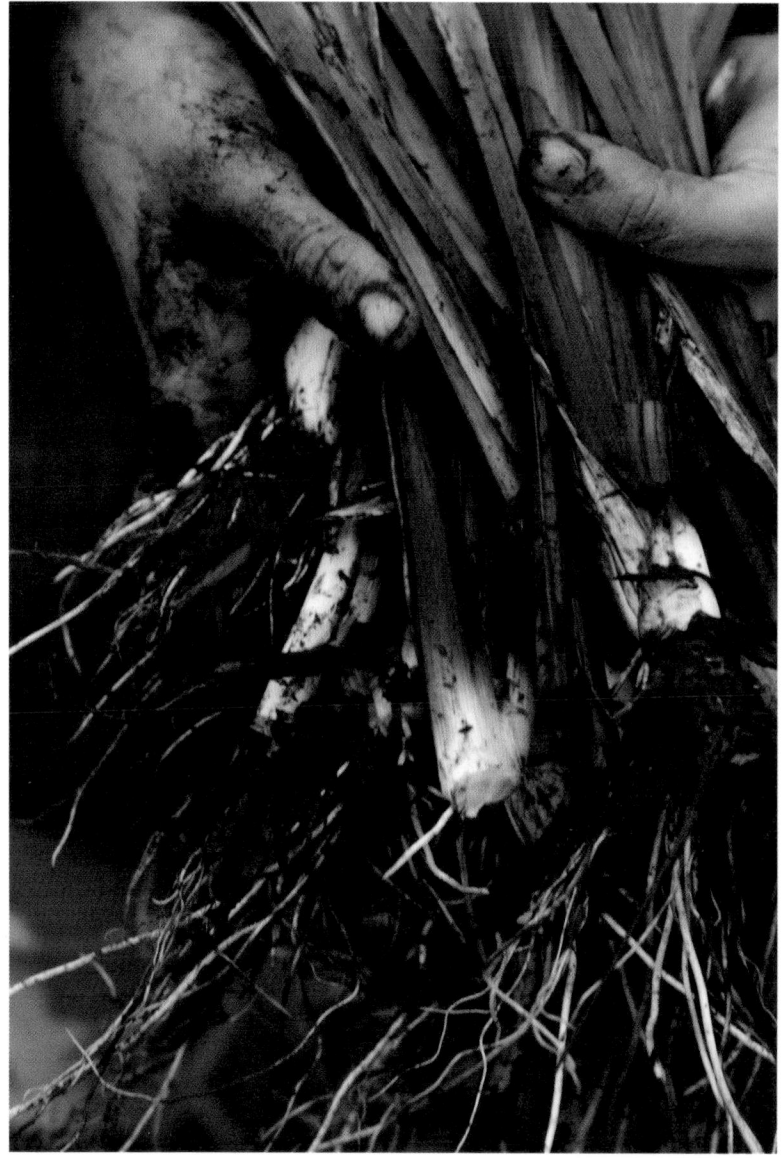

16

MACHEN SIE SICH DIE HÄNDE SCHMUTZIG

Ihr Körper braucht Mikroben von draußen, damit das Immunsystem stark bleibt. Die meisten von uns leben zu viel in Innenräumen (Haus, Auto, Büro) und atmen zu wenig Frischluft ein. Arbeiten Sie daher im Garten, spielen Sie im Sand und schlagen Sie so oft wie möglich ein Rad auf der Wiese.

RESPEKTIEREN SIE IHRE INNERE UHR

Leider lässt es sich im Alltag nicht immer einrichten, aber wenn Sie den Zusammenhang von Appetit und Energie verstehen, können Sie eingreifen und sich selbst helfen. Wenn Sie zum Beispiel wissen, dass Sie um 16 Uhr unbändige Lust auf Süßes bekommen, dann gehen Sie um 15 Uhr an die frische Luft und beobachten Sie, ob dadurch Ihr Verlangen gestoppt wird. Wenn der Arbeitsstress Sie morgens einbindet, könnte es mehr Sinn machen, am Abend Sport zu treiben. Wir sind zwar alle Individuen, aber bestimmte Muster liegen jedem von uns zugrunde. Viele von uns können frühmorgens klar denken, nachdem der Schlaf das Gehirn gereinigt hat. Wachen Sie auch mit einem „Aha-Effekt" auf? Vielleicht können Sie Ihren Zeitplan so einrichten, dass Sie den Vorteil der morgendlichen Klarheit nutzen und die intellektuellen oder kreativen Herausforderungen bewältigen, bevor die Aufgaben des alltäglichen Lebens Ihren Kopf füllen.

VERMEIDEN SIE ENERGIERIEGEL

Kinder sollten mittags keine Energieriegel verzehren, weil sie voller Zucker sind. Erwachsene sollten sie ebenfalls nicht regelmäßig essen. In seltenen Fällen oder in Notsituationen können Sie einen Riegel von Herstellern essen, deren Produkte nicht so viele verarbeitete Zutaten enthalten. Nehmen Sie lieber rohe Nüsse oder Trockenfrüchte zum Knabbern. Und gewöhnen Sie sich an, ein paar Eiweißriegel in Ihre Tasche oder Schreibtischschublade zu legen, damit Sie *echte* Energielieferanten haben, wenn Sie sie brauchen.

HABEN SIE KEINE ANGST VOR AKUPUNKTUR

Bei Muskelschmerzen, Verdauungsproblemen, Schlaflosigkeit, Kopfschmerzen und anderen Problemen kann Akupunktur helfen. Der Grundgedanke besteht darin, dass der Körper aus einem System von Meridianen besteht – stellen Sie sie sich wie kleine Flüsse vor –, durch die die Energie fließt. Wenn etwas nicht stimmt, ist das ein Zeichen dafür, dass das System gestört ist. Durch Akupunktur kann der Energiefluss wiederhergestellt werden. Akupunkturnadeln sind sehr viel dünner und biegsamer als Spritzennadeln. Und es sind sterile Einwegnadeln. Oft spüren Sie sie gar nicht. Aber je nach Einstichstelle und der Spannung an diesem Punkt, kann es ein paar Sekunden wehtun, wenn die Nadel gesetzt wird. Wenn die Nadeln sitzen, entspannen Sie sich für eine Weile. Manchmal wird beruhigende Musik eingespielt, anschließend entfernt der Arzt die Nadeln, was Sie nicht merken werden. Suchen Sie über einen Freund oder den Arzt Ihres Vertrauens einen guten Arzt dafür aus. Und wenn Sie ängstlich sind, vereinbaren Sie zuerst einen Beratungstermin.

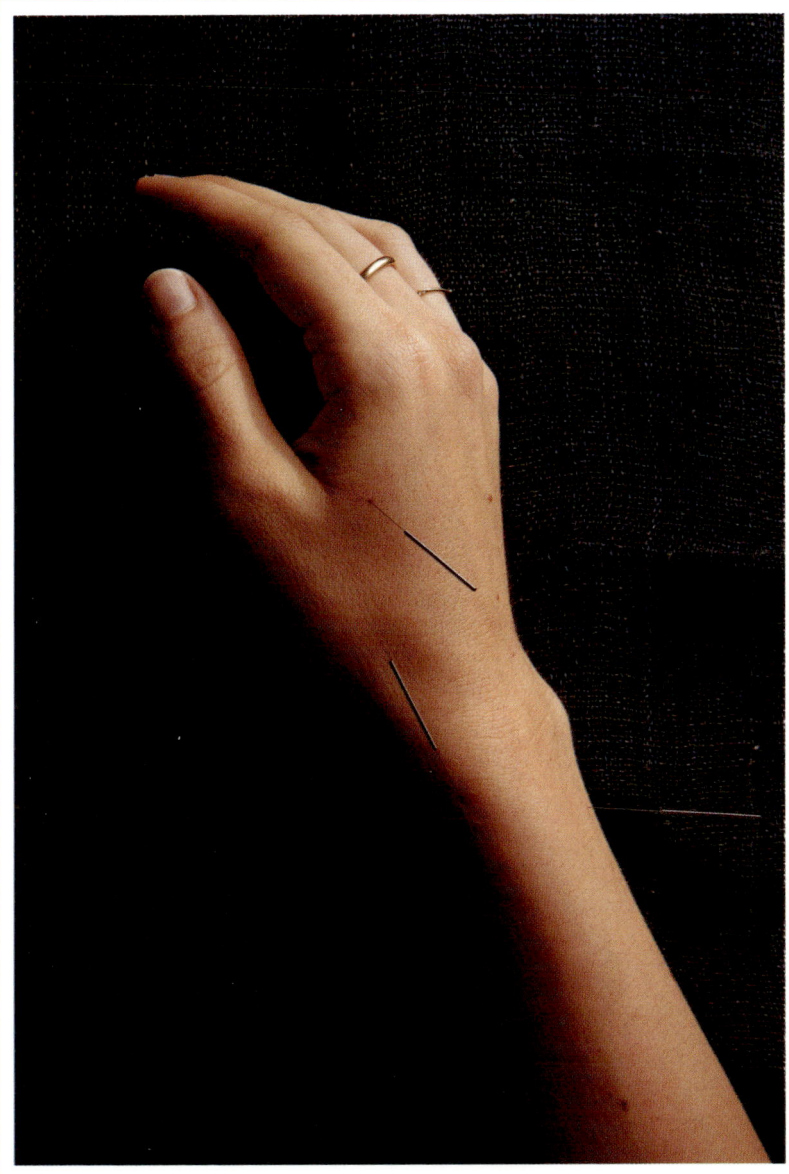

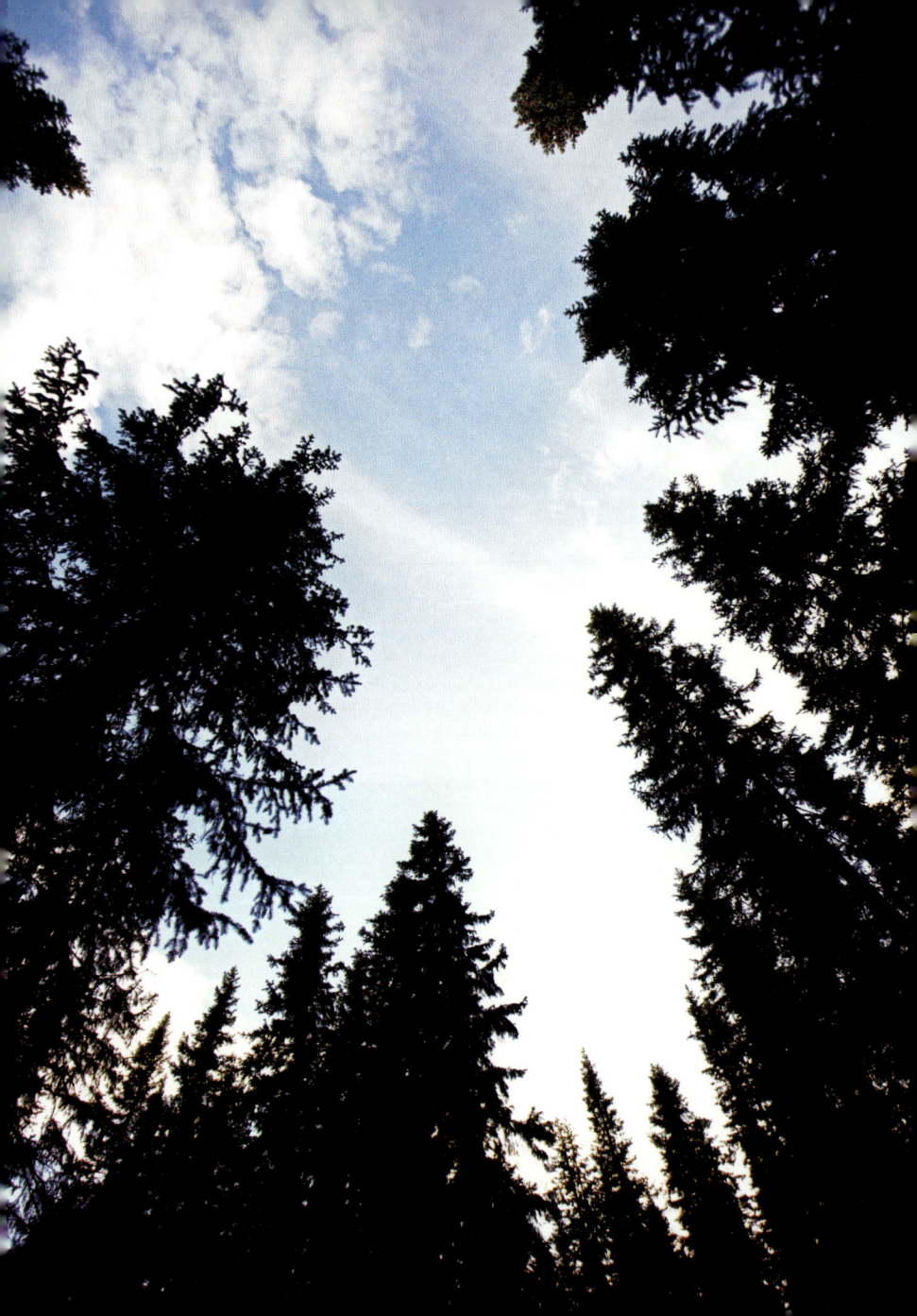

SCHAUEN SIE SICH UM

Achten Sie auf Ihre Umgebung. Schauen Sie auf, sehen Sie sich um und nehmen Sie Blickkontakt mit anderen auf – das ist eine Form des Kontakts, die im Zeitalter der Smartphones abhandengekommen ist. Halten Sie Ausschau, betrachten Sie den Schaffner in der Bahn, achten Sie beim Mittagessen auf die Leute neben sich. Anstatt Ihr Gesicht im Handy zu vergraben, das Sie die Zeit und den Ort vergessen lässt, sollten Sie Ihren Kopf heben und Teil Ihrer Umgebung werden.

TUN SIE ETWAS FÜR IHREN RÜCKEN

Nach einem langen Tag im Büro oder wenn Sie sich krank und verspannt fühlen, können Sie eine Schaumstoffrolle (wie Sie sie vielleicht im Fitness- oder Pilates-Studio gesehen haben) verwenden, um sich zu lockern. Setzen Sie sich auf den Boden und legen Sie die Rolle so hinter sich, dass ein Ende an Ihrem Steißbein liegt. Legen Sie sich nach hinten mit der Wirbelsäule auf die Rolle. Winkeln Sie die Knie an und halten Sie die Füße gestreckt, so können Sie sich gut kontrollieren. Lassen Sie die Arme locker zur Seite fallen und legen Sie Ihr ganzes Gewicht auf die Rolle. Atmen Sie tief durch und bleiben Sie fünf Minuten in dieser Porsition liegen. Rollen Sie dann zur Seite ab, legen Sie die Rolle weg und legen Sie sich ein oder zwei Minuten flach auf den Boden.

SAGEN SIE EINFACH MAL NEIN (DANKE)

Viele von uns haben zahlreiche Verpflichtungen und Aktivitäten, weit über die normalen Gewohnheiten hinaus. Wir sagen Ja zu Dingen, die wir vielleicht auch höflich ablehnen könnten und sind am Ende erschöpft. Probieren Sie doch einmal aus, Ihre Zusagen auf die Hälfte zu reduzieren. Beobachten Sie, was geschieht, wenn der Kalender nicht bis oben hin gefüllt ist. Mit etwas mehr Freiraum verbessert sich wahrscheinlich Ihre Konzentration, Leistung und Effizienz. Sicher werden Sie sich auch besser fühlen und zufriedener sein.

TRAINIEREN SIE IHREN SCHLAFRHYTHMUS

Es ist schwer, sich vorzustellen, jeden Tag um dieselbe Zeit ins Bett zu gehen und aufzustehen, an Wochentagen, wenn man zur Arbeit muss, und genauso an Wochenenden, an denen man sich erholt. Aber wenn Sie einen festen Rhythmus haben, zum Beispiel von 23.30 bis 6.30 Uhr, dann hilft Ihr Körper Ihnen beim Aufstehen. Er lernt dann, gegen 23 Uhr Melatonin auszuschütten, was Sie einschlafen lässt. Und gegen 6 Uhr wird er anfangen, die Aufwach-Hormone Serotonin und Cortisol auszuschütten. Das Einschlafen und Aufwachen wird Ihnen dann weniger schwer fallen. Auch wenn Sie nicht immer zur gleichen Zeit ins Bett gehen können, halten Sie wenigstens an der Aufwachzeit fest.

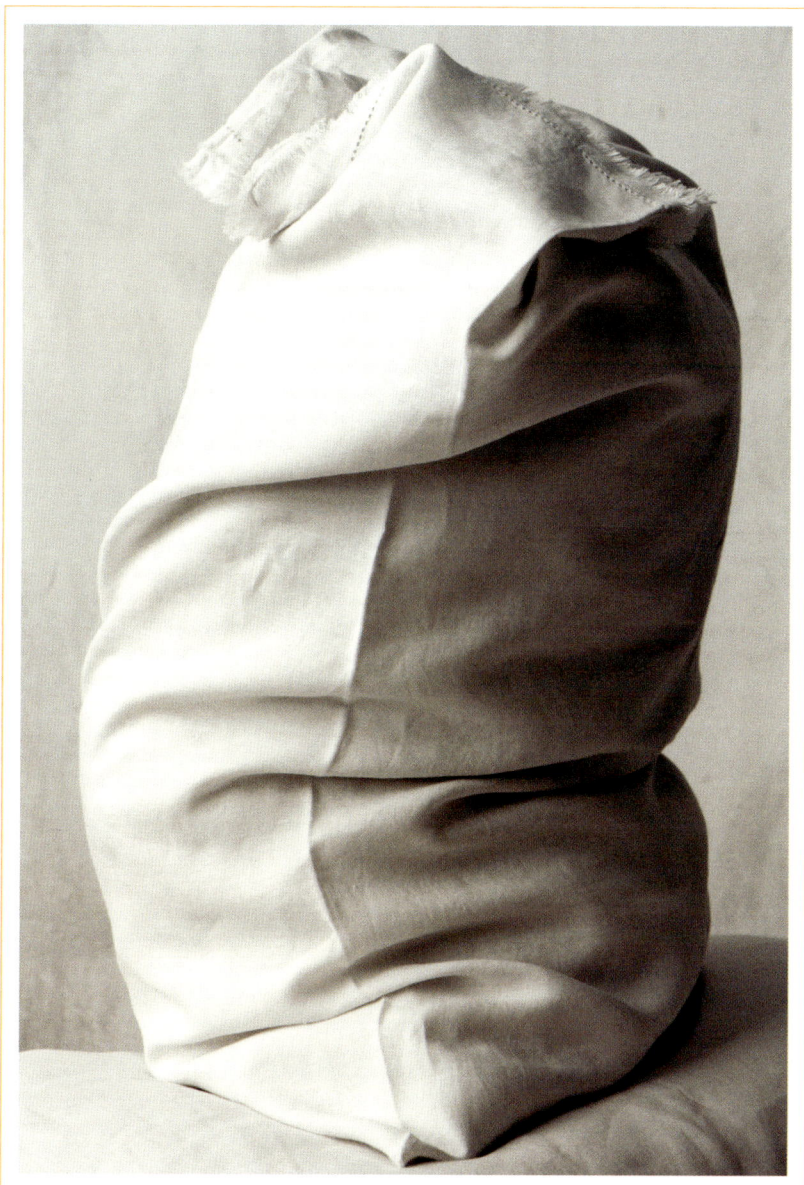

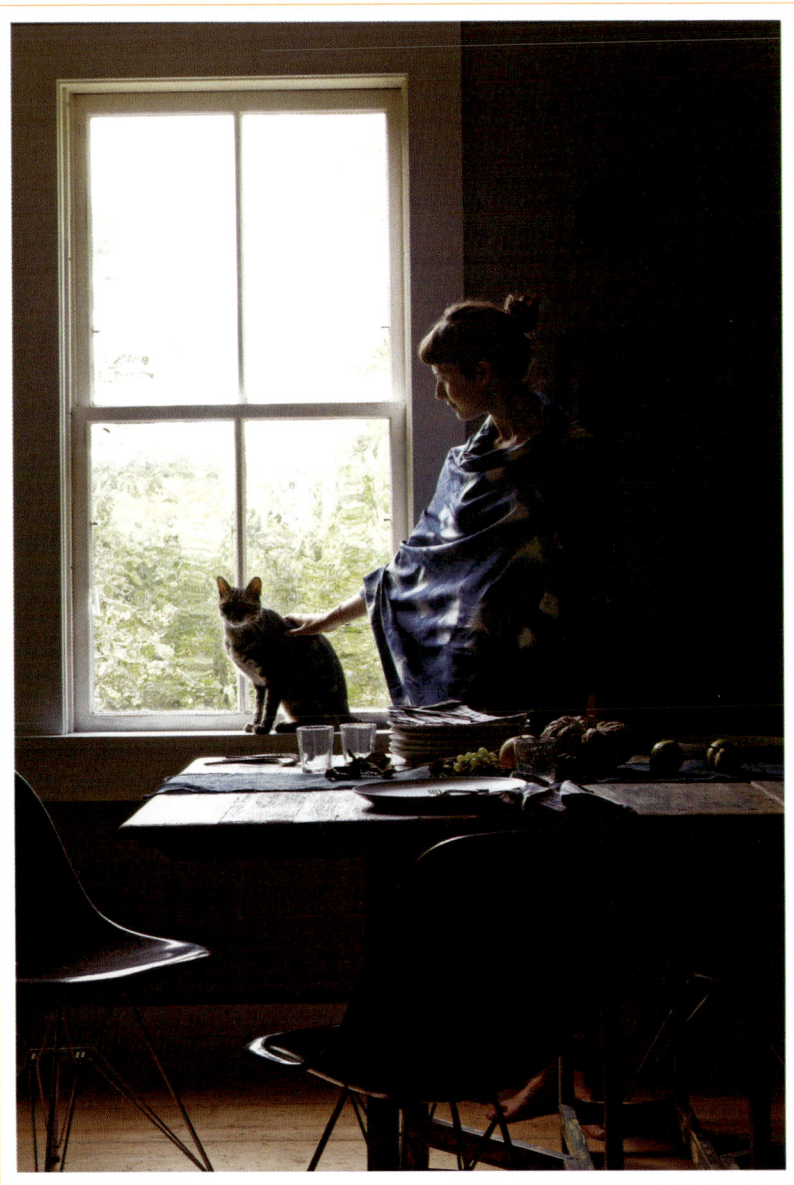

LEGEN SIE SICH EIN HAUSTIER ZU

Legen Sie sich eine Katze oder einen kleinen Hund zu. Oder ein anderes süßes Tier, das nicht viel mehr als etwas Liebe beansprucht. Menschen mit Haustieren leben im Durchschnitt länger als diejenigen ohne. Außerdem schüttet der Körper Serotonin aus, wenn man eine Katze streichelt oder mit einem Hund spielt. Das Gehirn ist – chemisch gesehen – glücklich. Nach Feng Shui spielen Haustiere eine wichtige Rolle, weil sie Energie bewegen und einen Raum lebendig halten. Auf der Internetseite des Tierschutzbundes (www.tierschutzbund.de) können Sie ein Tierheim in Ihrer Nähe finden.

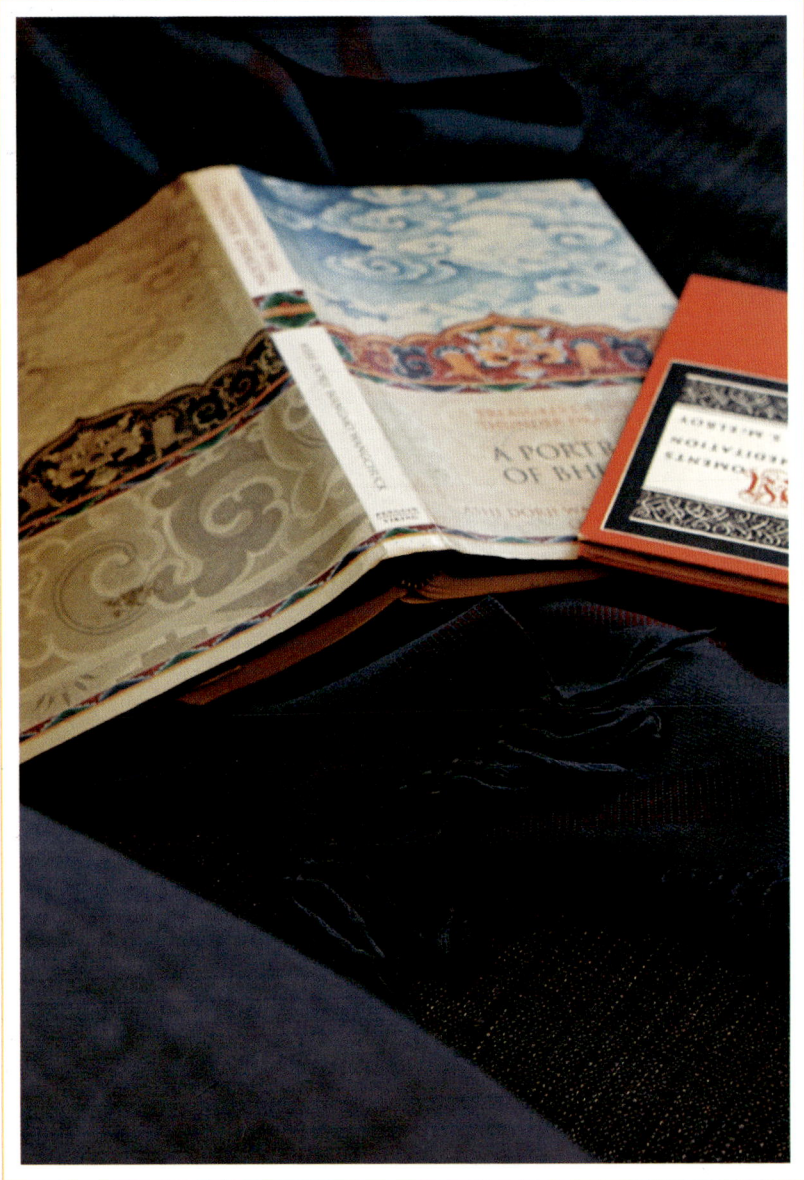

PROBIEREN SIE
SOLO-TASKING

Wir wissen alle, dass Multitasking nicht sehr effizient ist. Trotzdem bewirkt die Geschwindigkeit in unserem Leben, dass mehrere Dinge ganz selbstverständlich gleichzeitig ablaufen. Ein schöner Weg, dieses Geratter in unserem Kopf abzustellen, wäre, sich jeden Tag auf eine bestimmte Aufgabe zu konzentrieren. Wenn Sie zum Beispiel Wäsche waschen, sollten Sie wirklich nur die Wäsche waschen. Hören Sie dabei dem Geräusch des Wassers zu, das in die Waschmaschine einläuft, achten Sie auf den Geruch des Waschmittels und fühlen Sie die Wäsche in Ihrer Hand. Machen Sie das Ganze zu einer Meditationsübung. Denn intendierte Aufmerksamkeit beruhigt den Geist, vermittelt ein Gefühl von Ruhe und lässt Gedankenblitze an die Oberfläche kommen. Das ist einer der Gründe, warum es tatsächlich sehr befriedigend und erfreulich sein kann, sich nur auf eine Sache zu konzentrieren. Nehmen Sie diese Einstellung mit zu Ihrer Arbeit und Sie werden den Unterschied spüren.

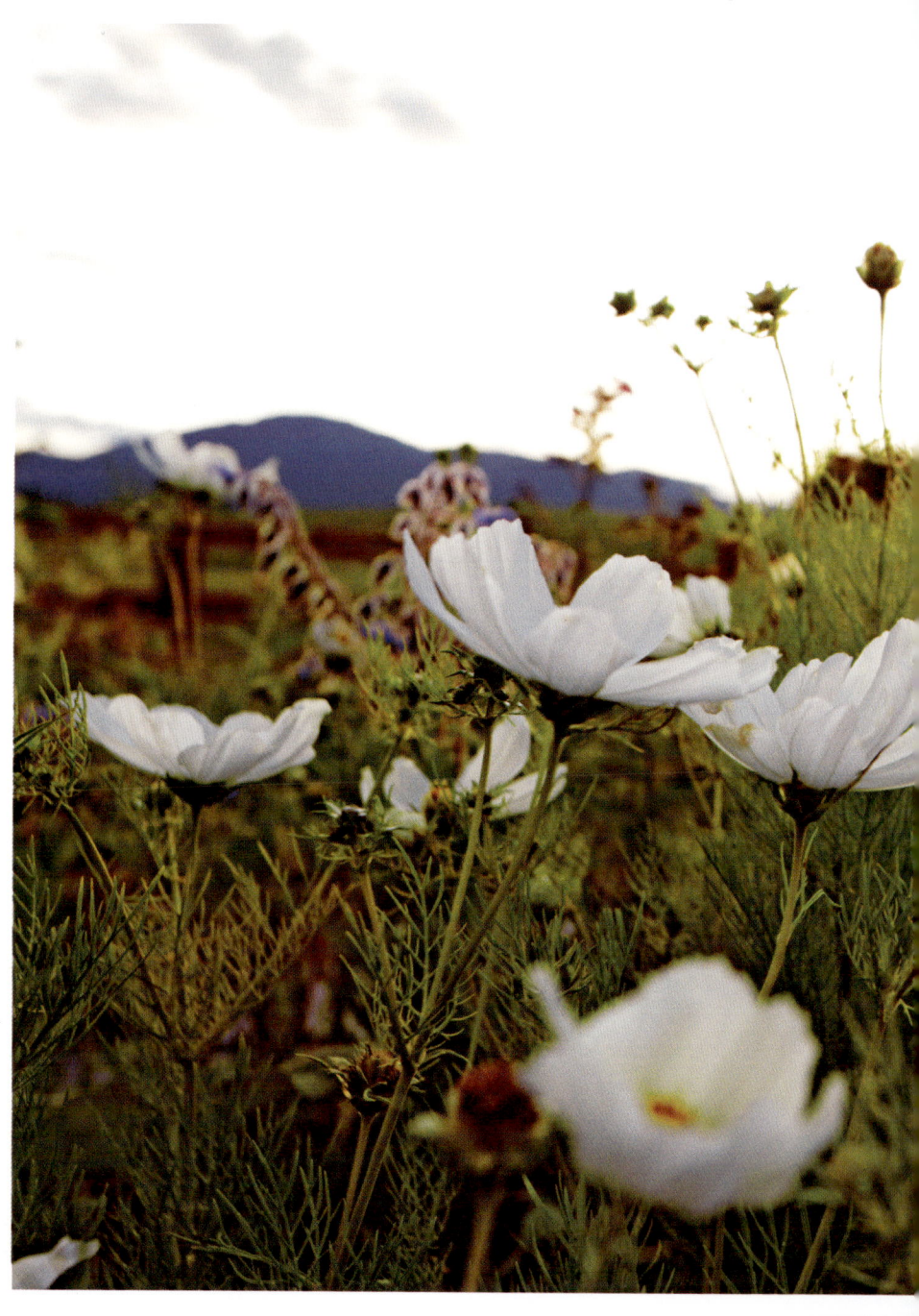

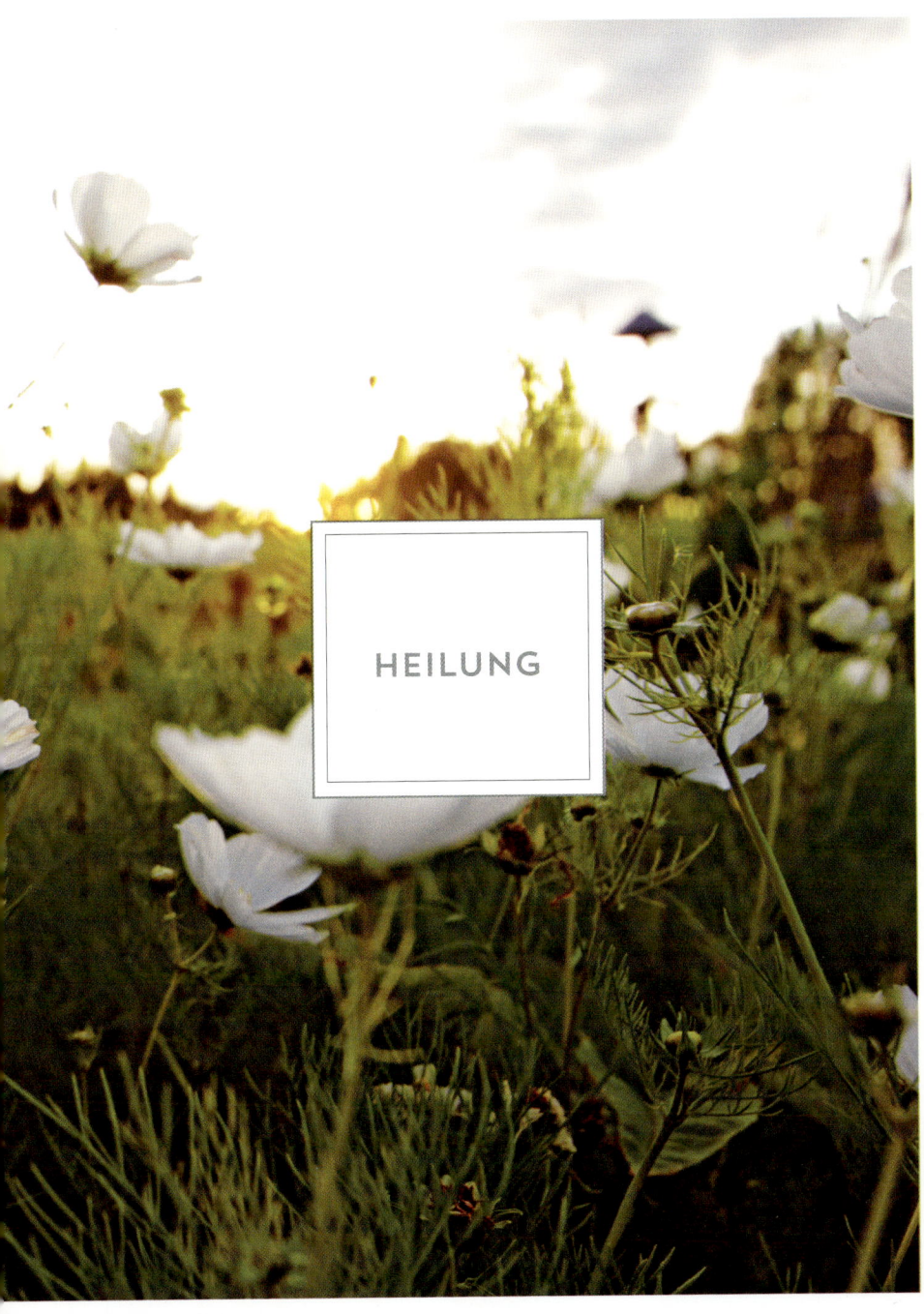

HEILUNG

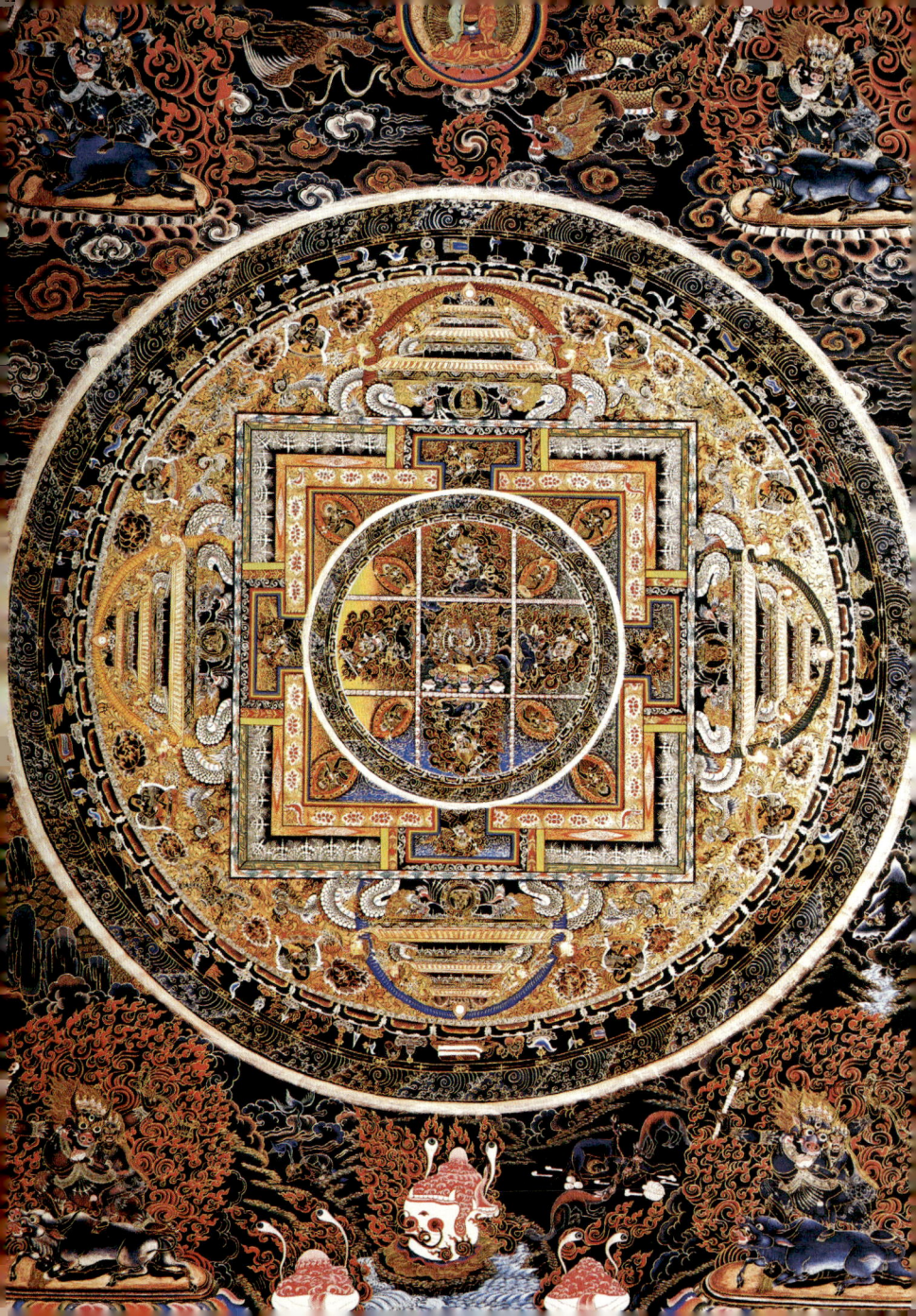

ENTSPANNEN SIE MIT MEDITATION

Meditation löst einen Beruhigungskreislauf im Körper aus (Sauerstoff hinein, Spannung hinaus), der sich nicht nur großartig anfühlt, sondern auch die Art und Weise verändert, wie Sie auf Stress reagieren. Wenn Sie regelmäßig meditieren, werden Sie feststellen, dass kleine Irritationen und große Veränderungen Sie nicht so schwer treffen wie früher, dass Sie etwas ruhiger und freundlicher werden. Praktisch gesehen gibt Meditation Ihnen eine tolle Gelegenheit, überschüssige Energie abzugeben, wenn Sie Ereignisse nachspielen oder sich vor zukünftigen Dingen fürchten. Betrachten Sie es als gesunde Alternative zu einem starken Getränk. Es gibt verschiedene Arten von Meditationstechniken, lockere und stärker strukturierte. Probieren Sie verschiedene aus und finden Sie heraus, was gut zu Ihnen passt. Wenn Sie ins Meditieren hineingefunden haben, werden Sie feststellen, dass es wie ein Werkzeug ist, das Sie in Ihrer Tasche haben. Sie können es jederzeit und überall benutzen, um innezuhalten, auszuruhen und noch einmal anzufangen.

DENKEN SIE POSITIV

Viele von uns sind darauf konditioniert, sich Sorgen zu machen oder sich zu beklagen. Das scheint manchmal der Preis zu sein, den wir zahlen müssen, um einigermaßen sicher und gesund zu leben. Und unser Körper spielt mit, indem er Stress in Schmerz umwandelt. *Denk positiv* mag vielleicht hohl klingen, aber der gesundheitliche Nutzen, die guten Seiten zu betrachten, ist enorm. Wenn Sie dieses Buch lesen, haben Sie wahrscheinlich schon viele Dinge erreicht: ein Dach über dem Kopf, etwas zu essen, etwas zu trinken und Menschen, die sich um Sie sorgen. Lösen Sie sich beim nächsten Mal von Ihren negativen Gedanken („Ich hasse diesen Verkehr", „Ich finde niemals einen anderen Job", „Warum treffe ich niemanden geeignetes?"). Passen Sie Ihre Denkweise an, suchen Sie das Positive oder heben Sie etwas hervor, wofür Sie dankbar sind. Wenn Sie den Blickwinkel verändern und sich von einer negativen Grundeinstellung lösen, hilft Ihnen das, Ihren Körper von Erschöpfung, Schmerzen und Kummer zu heilen.

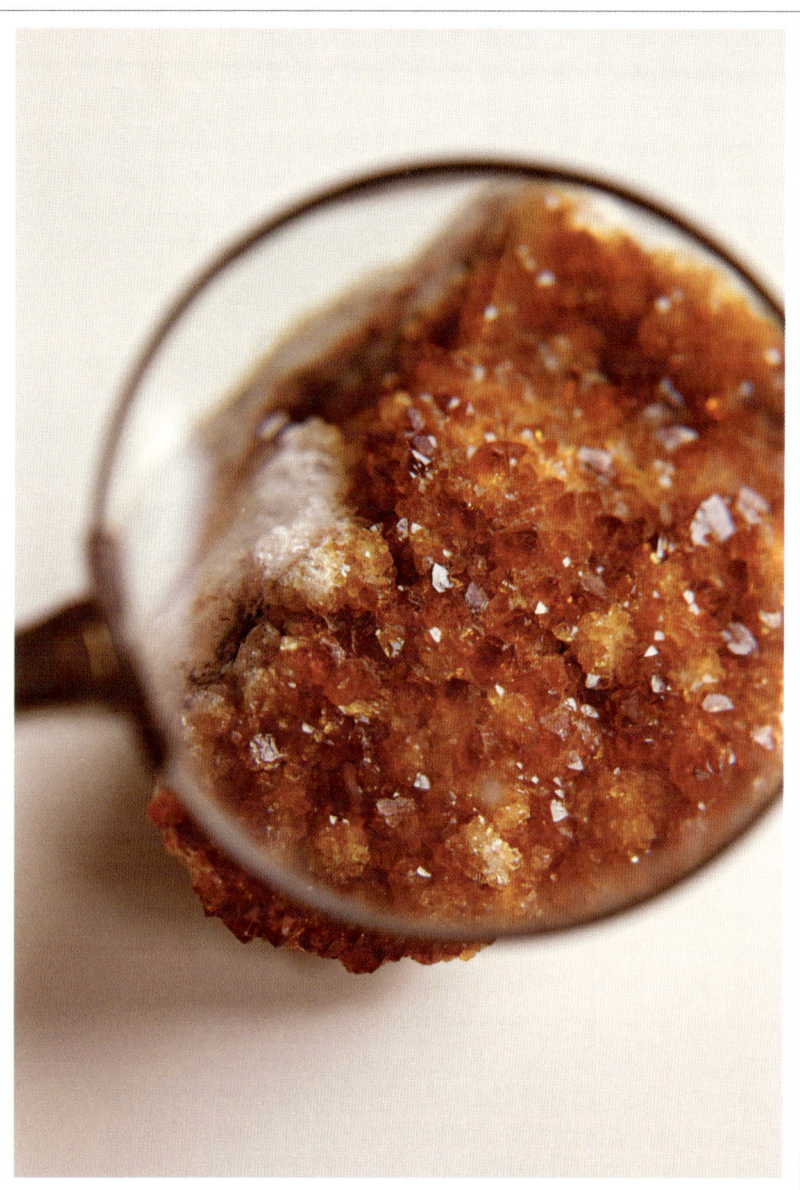

MACHEN SIE TÄGLICH MINDESTENS 10 MINUTEN ETWAS, DAS SIE GERN TUN

Das wirkt unglaublich stärkend und heilend. Wir glauben alle, keine Zeit zu haben, aber die meisten von uns können sie irgendwann finden (vielleicht, wenn wir im Internet surfen!). Das muss nichts Großartiges sein: Spielen Sie Basketball in der Einfahrt. Zeichnen Sie etwas während der Busfahrt nach Hause. Drehen Sie die Musik auf und tanzen Sie im Wohnzimmer. Nehmen Sie ein Instrument zur Hand und spielen Sie darauf drei Stücke. Machen Sie das ganz bewusst, so wie Sie ein Nahrungsergänzungsmittel nehmen.

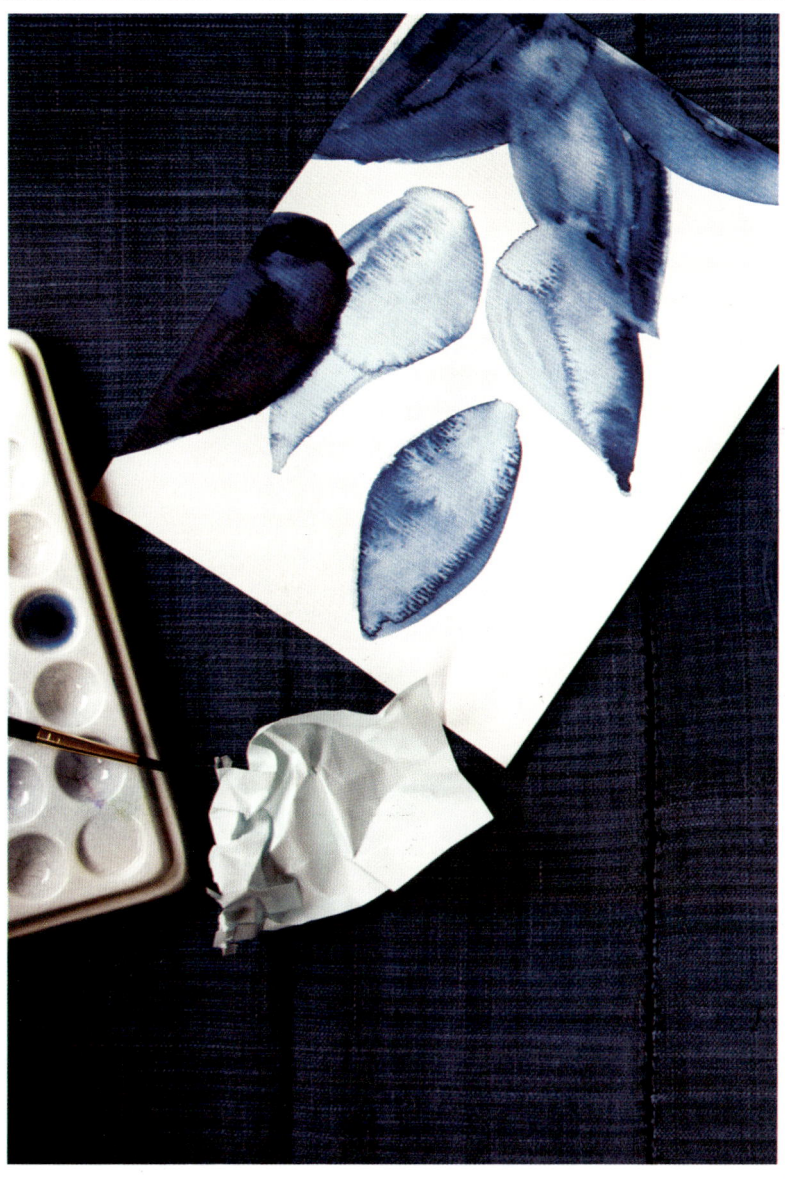

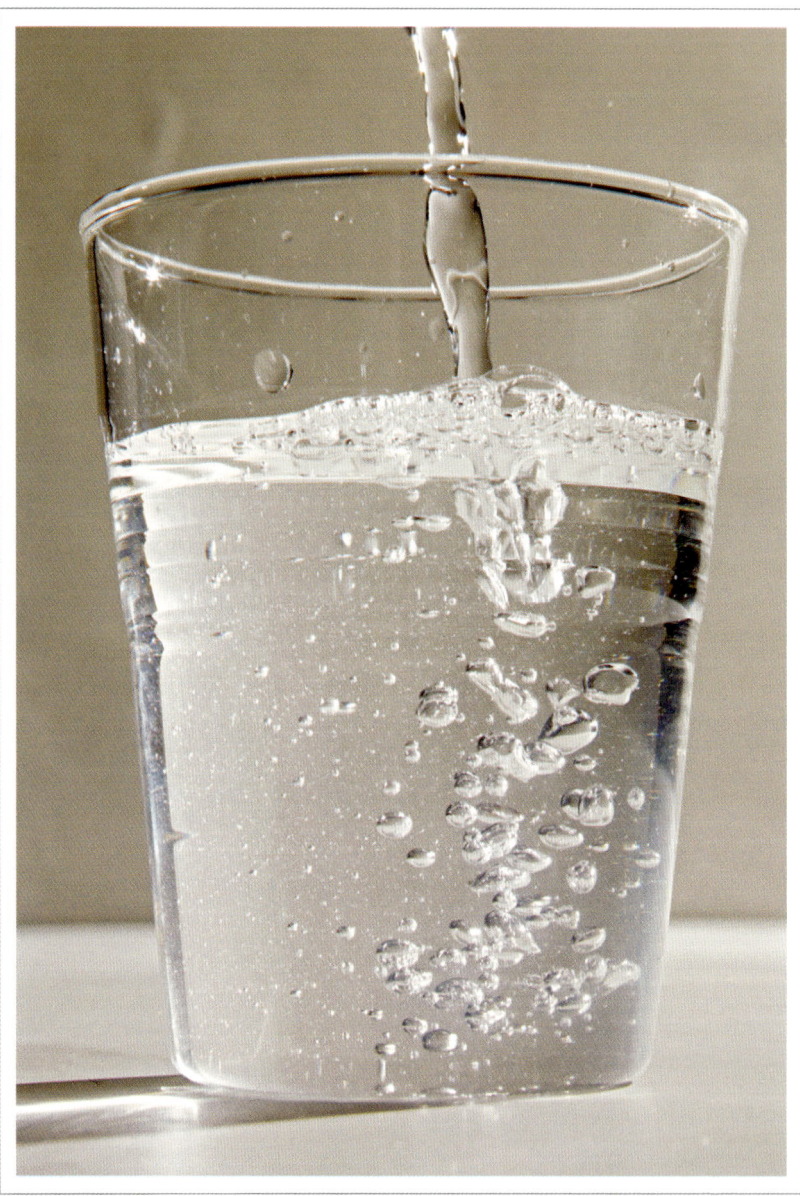

TRINKEN SIE
VOR ALLEM WASSER

Wenn Sie hauptsächlich nur Wasser trinken, müssen Sie wahrscheinlich nicht die Gläser zählen. Ihr Durstmechanismus sagt Ihnen, wenn Sie es brauchen. Und wir alle brauchen es, unter anderem um das Verdauungssystem und die Nierenfunktion aufrechtzuerhalten und die Haut mit Feuchtigkeit zu versorgen. Aber wenn Sie normalerweise kein Wasser trinken, folgen Sie der alten Regel von acht Gläsern am Tag. Sie können auch Ihre Koffeinzufuhr verringern, indem Sie morgens Wasser (kalt oder warm) mit ein paar Spritzern Zitronensaft anstelle von Kaffee trinken (oder legen Sie Stücke von gewaschenen Bio-Zitronen in das Glas).

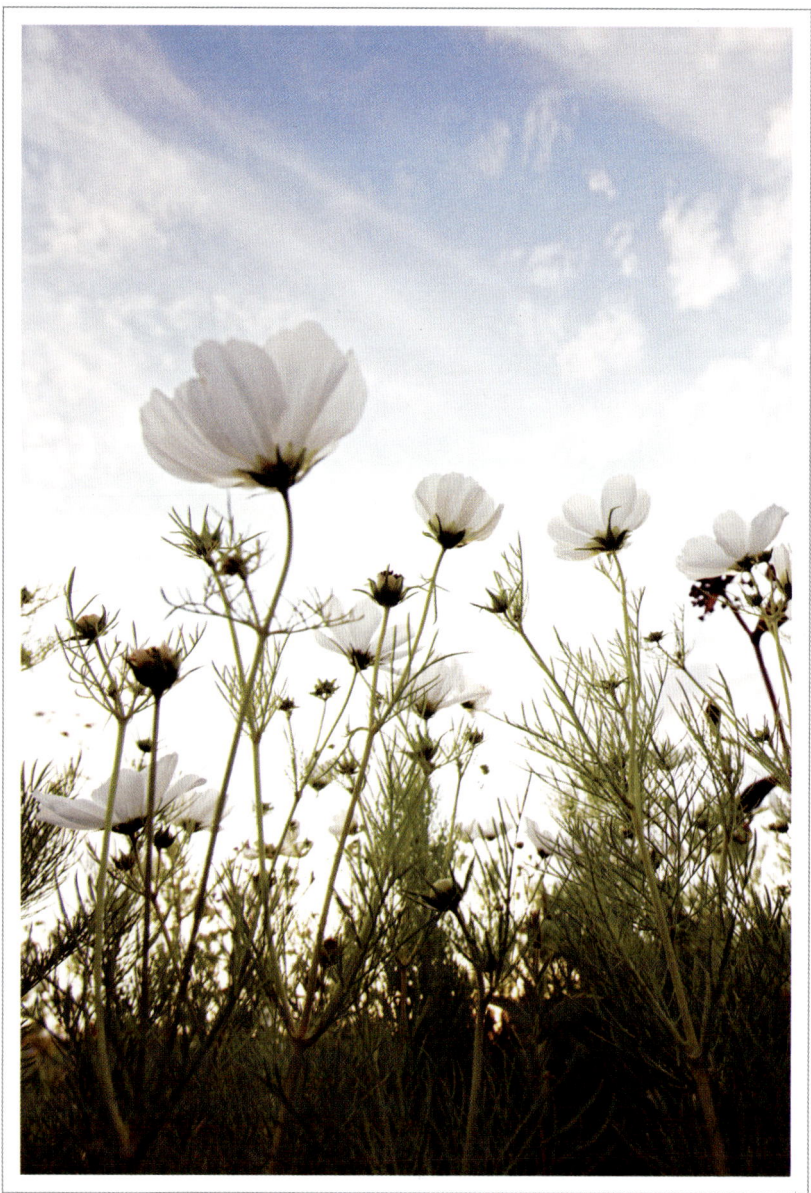

LAUFEN SIE BARFUSS

Streifen Sie Ihre Schuhe ab und laufen Sie barfuß über Gras, Erdboden oder Sand, wann immer Sie können. Sie kräftigen auf diese Weise nicht nur Ihr Immunsystem, weil Sie es mit fremden Mikroben in Kontakt bringen, das Barfußlaufen verleiht Ihnen im wahrsten Sinne des Wortes auch ein wenig Spannung. Ob Sie es glauben oder nicht, so wie wir Vitamin D über die Sonne und Sauerstoff über die Luft aufnehmen, so nehmen wir über die Erde Elektronen auf, die eine beruhigende und heilende Wirkung auf den ganzen Körper haben.

NEHMEN SIE URLAUB VOM BILDSCHIRM

Diejenigen, die sich erinnern können, wie das Leben ohne die vielen elektronischen Geräte war, brauchen keine Erklärung, warum es wichtig ist, sich regelmäßig von der Technologie zu lösen. Für die Jüngeren: Verstehen Sie das als Reinigung für den Geist. Nach einer kurzen Zeit der Unannehmlichkeit und Sehnsucht werden Sie Klarheit und Frieden spüren, die Sie so vielleicht noch nicht kannten.

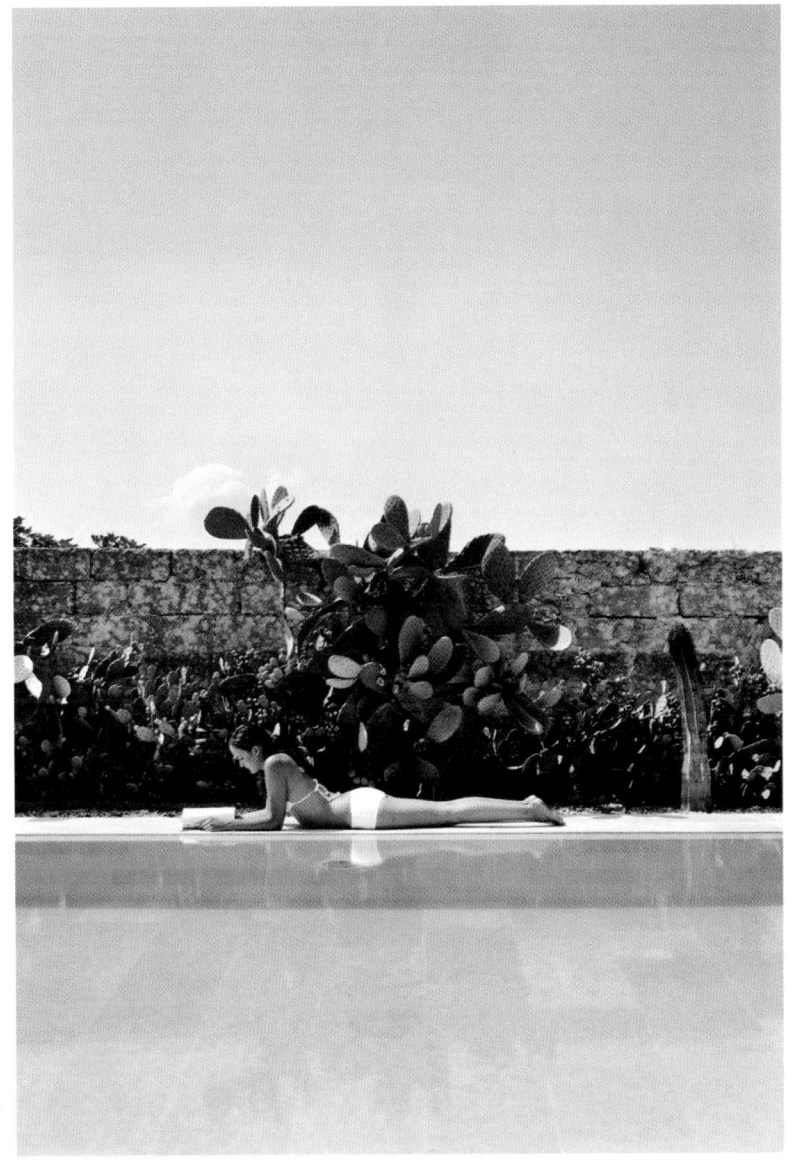

ACHTEN SIE AUF IHRE FÜSSE

Füße sind die Kommandozentrale unseres Körpers. Seien Sie nett zu ihnen. Rollen Sie fünf Minuten lang, während Sie Geschirr spülen oder am Telefon plaudern, einen Tennisball unter der einen Fußsohle, dann unter der anderen hin und her (oder benutzen Sie einen Fußroller, wenn Sie sich richtig verwöhnen möchten). Diese Massage lockert alle feinen Muskeln, die jeden Tag Ihre Muskulatur stützen und hat einen wohltuenden Nutzen für den ganzen Körper. Reduzieren Sie die Zeit, die Sie in unbequemen Schuhen verbringen. High Heels tun nicht nur den Füßen weh. Sie beeinflussen den ganzen Bewegungsapparat von unten nach oben: Knie, Hüften, Wirbelsäule und Nacken. (Das hat auch Einfluss auf Ihren Kopf und Ihre Stimmung, denn wenn Sie sich wehtun, werden Sie launisch.) Dehnen Sie sich immer zwei Minuten (ganz wörtlich *zwei Minuten*) in alle Richtungen, wenn Sie Ihre Schuhe ausziehen. Stellen Sie sich nur mit den Fußballen auf eine Treppenstufe und ziehen Sie einen Absatz nach unten, um die Waden zu dehnen. Halten Sie diese Dehnung ein paar Sekunden und wechseln Sie dann den Fuß. Wiederholen Sie das zehnmal.

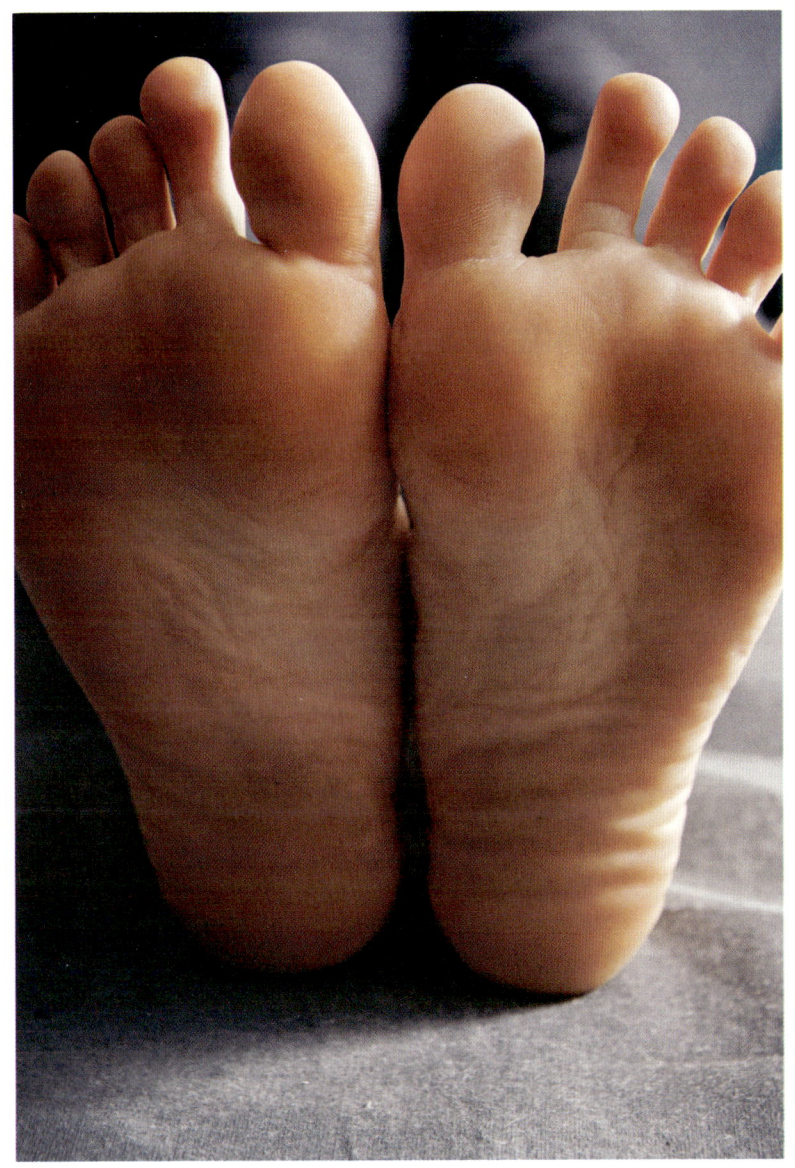

NEHMEN SIE LEBENSMITTEL-UNVERTRÄGLICHKEITEN ERNST

Vielleicht haben Sie den vagen Verdacht, dass Sie Milchprodukte nicht gut vertragen oder dass Gluten für Sie ein Problem ist, aber Sie haben es noch nie weggelassen, um das herauszufinden. Entweder weil es Ihnen auf die Nerven geht oder weil Sie es gar nicht wirklich wissen wollen. Aber es ist besser, Bescheid zu wissen und sich immer gut zu fühlen, als unter Magenschmerzen und Abgeschlagenheit zu leiden. Lassen Sie zwei Wochen lang glutenhaltige Produkte (Nudeln, Brot), Milchprodukte, Getreide, Soja, Zucker und alles, was Sie sonst noch in Verdacht haben, weg. Führen Sie die Sachen anschließend nach und nach wieder ein, immer mit einem Abstand von zwei Tagen. Essen Sie am Testtag viel von dem jeweiligen Produkt zum Frühstück und dann wieder zum Mittagessen. Sie werden deutlich merken, wie Ihr Körper darauf reagiert.

DENKEN SIE ÜBER EINE DETOX-KUR NACH

Ihr Körper hat ein eigenes Reinigungssystem, das beständig gegen Gifte ankämpft, die Sie durch Luft, Wasser und verarbeitete Lebensmittel zu sich nehmen. Es bekämpft auch Gifte, die von innen kommen (ein unausgeglichener Darm kann viele Gifte produzieren). Wenn dieses System überfordert ist, fühlen Sie sich aufgebläht, verstopft, es tut weh und Sie sind erschöpft. Eine Entschlackungskur (oder Entgiftungskur) hilft, das körpereigene Reinigungssystem zu stärken sowie Darm und Leber zu kräftigen. Nehmen Sie ein Entschlackungspräparat, das antimikrobielle und antiparasitäre Kräuter wie Schwarze Walnuss, Berberin, Grapefruit, Beifuß und Bärentraube enthält. Nehmen Sie für die Leber ein Mittel mit Quercetin, Mariendistel und Löwenzahn ein. Lassen Sie zwei Wochen lang Zucker, Weizen, Alkohol, Milchprodukte, Koffein, Soja, Getreide, frittierte und abgepackte Lebensmittel weg und nehmen Sie diese Reinigungspräparate. Sie werden sich wunderbar fühlen.

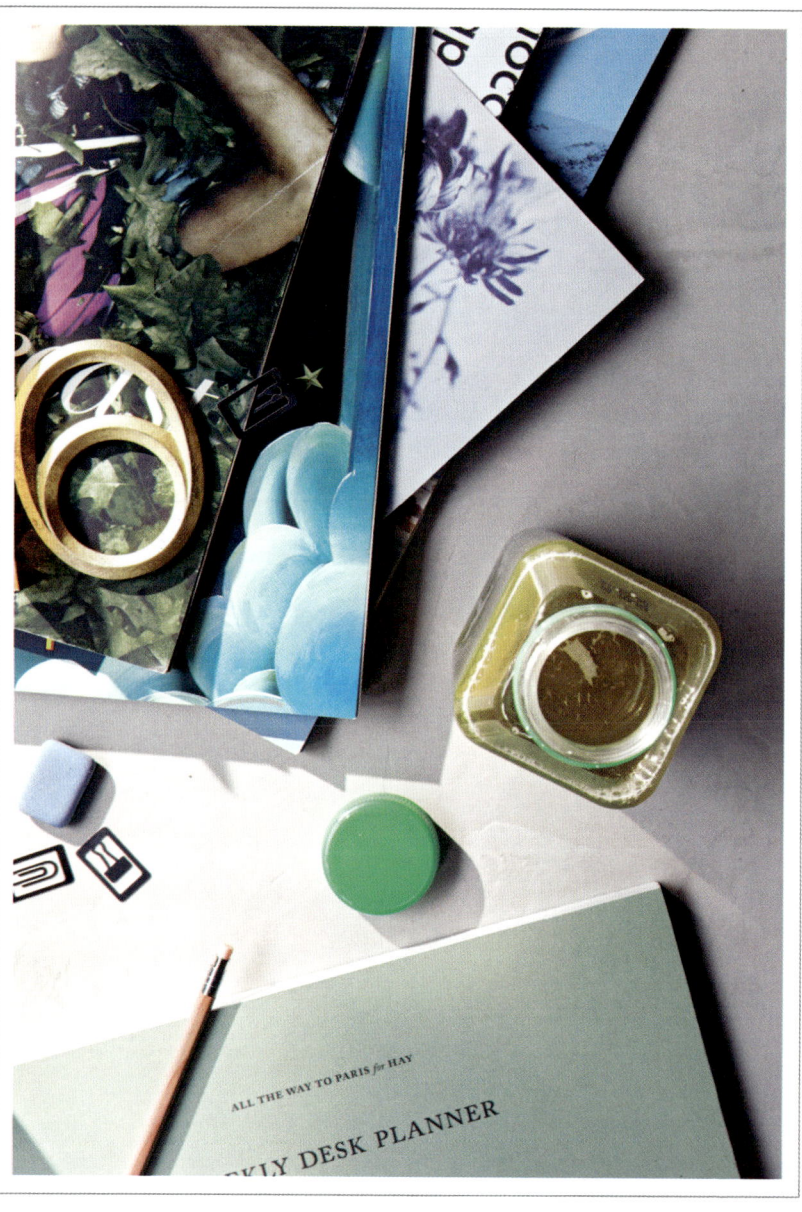

ALL THE WAY TO PARIS *for* HAY

KLY DESK PLANNER

VERWECHSELN SIE EINE SAFTKUR NICHT MIT EINER DETOX-KUR

Eine Saftkur ist nicht nahrhaft für den Körper, das Verdauungssystem ruht sich nur aus. Man kann damit nichts falsch machen, sofern man hauptsächlich grünes Gemüse in Saft verwandelt (kein Obst, das enthält zu viel Zucker!). Aber wahrscheinlich werden Sie großen Hunger haben, weil Sie nur Flüssigkeit zu sich nehmen und das kann Sie reizbar machen. Bedenken Sie auch, dass Sie das Gewicht, das Sie während einer Saftkur verlieren, bestimmt bald zunehmen, wenn Sie wieder richtig essen.

MEDITIEREN SIE MIT MUSIK

Denken Sie daran, wie Sie sich fühlen, wenn Sie am Strand sitzen. Der Rhythmus Ihres Körpers, auch der Rhythmus des Atems und des Herzschlags passen sich an den Rhythmus der Wellen an. An jedem Tag unseres Lebens beeinflusst der Lärm um uns herum (Verkehr, Baustellen, Laubgebläse und Hundegebell) unseren Körper und unsere Psyche. Beruhigende Musik fährt unseren inneren Rhythmus herunter und regt das parasympathische Nervensystem an, das uns beruhigt (wie eine Meditation). Wenn Sie gerade das Meditieren lernen und Probleme mit der Stille haben, dann können Sie es mit sanfter Musik versuchen, die Sie gerne hören.

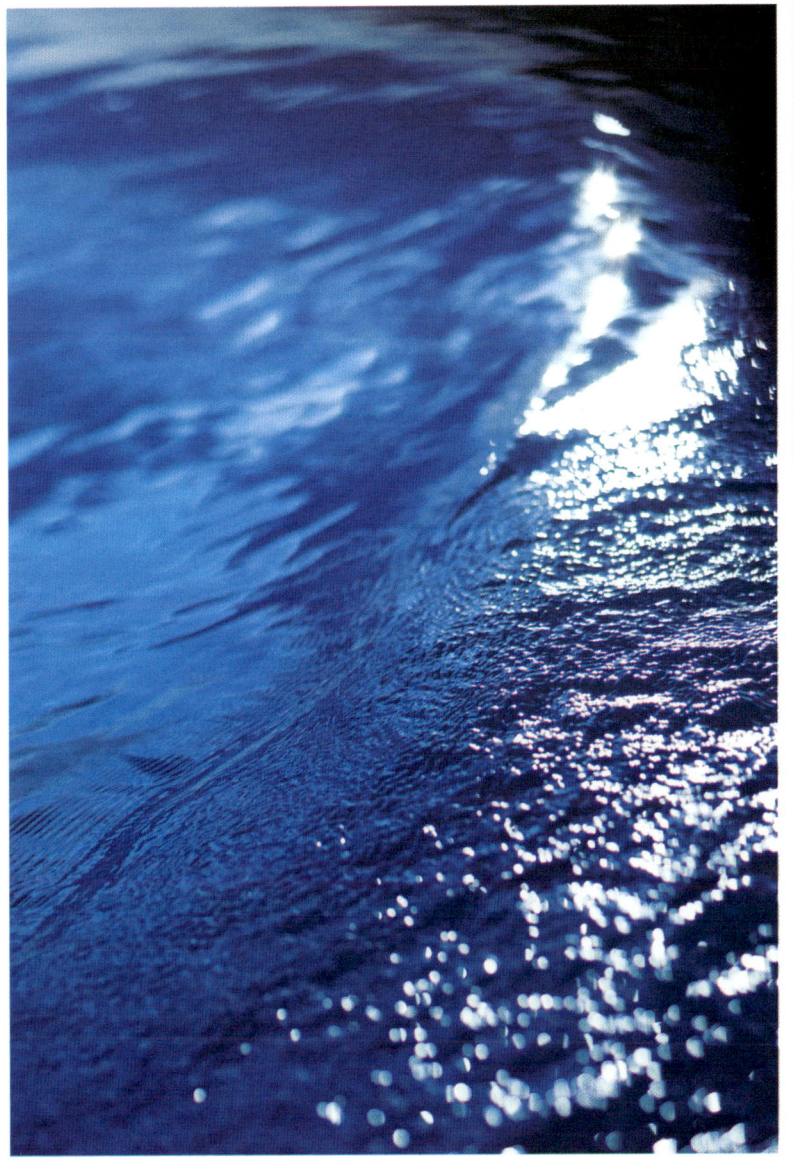

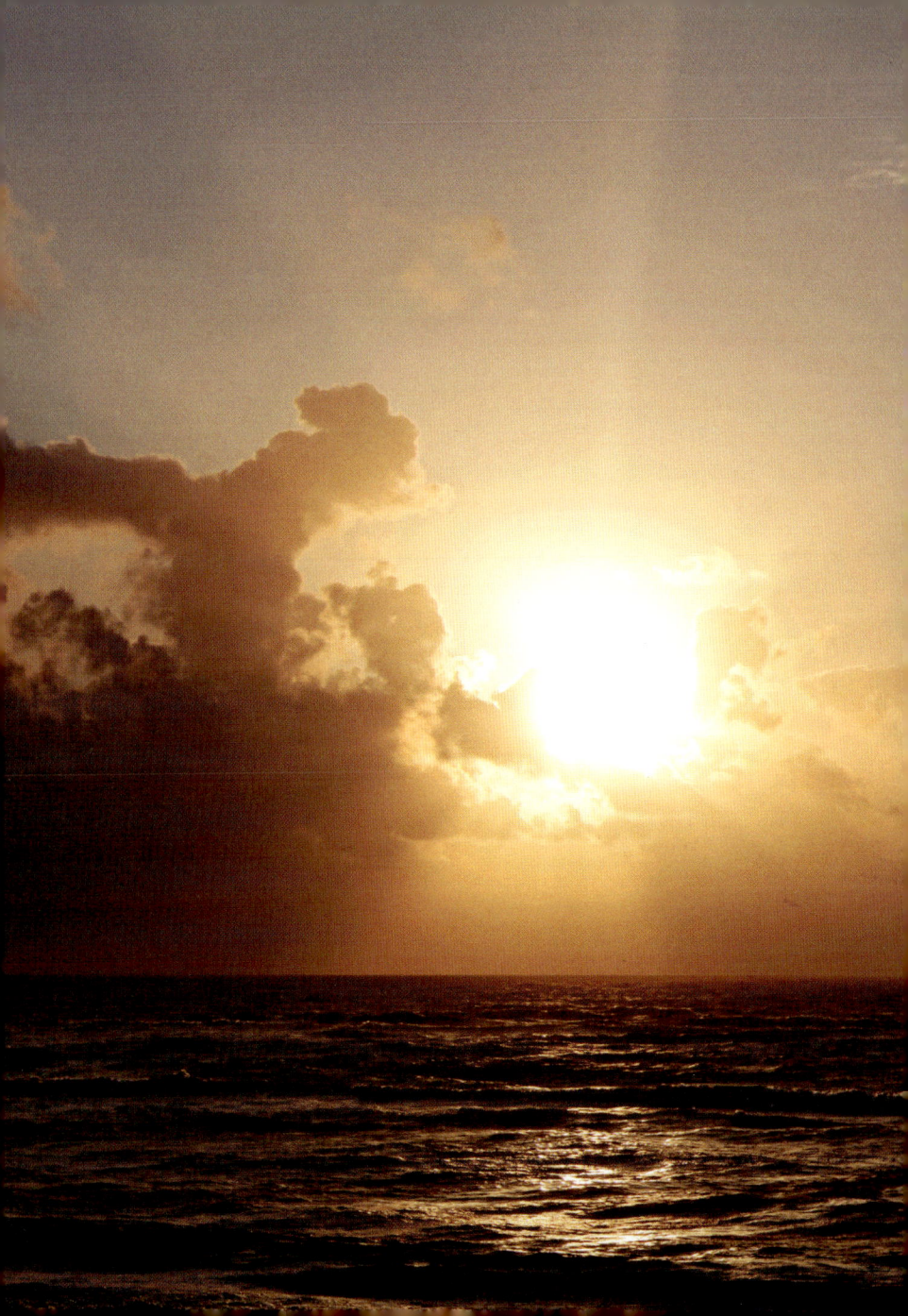

LEBEN SIE IM EINKLANG MIT DER SONNE

Viele von uns bekommen nachts, wenn Dunkelheit die Melatonin-Produktion im Körper anregen soll, zu viel Licht ab und tagsüber zu wenig natürliches Licht, weil sie sich drinnen unter Neonlicht aufhalten. Versuchen Sie, mit der Sonne aufzustehen und als Erstes ein paar Schritte nach draußen zu gehen, wenn es auch nur für ein oder zwei Minuten ist, damit Ihr Körper das Tageslicht spüren kann. Suchen Sie sich einen Zeitpunkt am Tag (je früher, desto besser), an dem Sie sich mindestens eine halbe Stunde lang in natürlichem Licht aufhalten. Dimmen Sie nachts die Lichter zu Hause. Wenn Sie ins Bett gehen, denken Sie daran, den Raum vollständig abzudunkeln (decken Sie die Anzeige digitaler Uhren im Schlafzimmer ab). Wahrscheinlich werden Sie so besser einschlafen und einen tieferen Schlaf haben.

ENTLASTEN SIE SICH

In jungen Jahren müssen wir alle schon ziemlich schwere Taschen tragen. Wir wollen cool aussehen. Aber ständig mit einer schweren Tasche über der Schulter herumzulaufen, macht uns krumm und schädigt unseren Körper. Vielleicht haben Sie es schon im Knie, in der Hüfte, im unteren Rückenbereich oder in der Schulter gespürt (wenn Sie die Tasche rechts tragen, spüren Sie es links). Wenn man älter ist, wirkt es natürlich viel attraktiver, locker und anmutig aufrecht zu gehen als gekrümmt und mit chronischen Schmerzen, weil man jahrelang seine schwere Tasche über der Schulter mit sich herumgeschleppt hat.

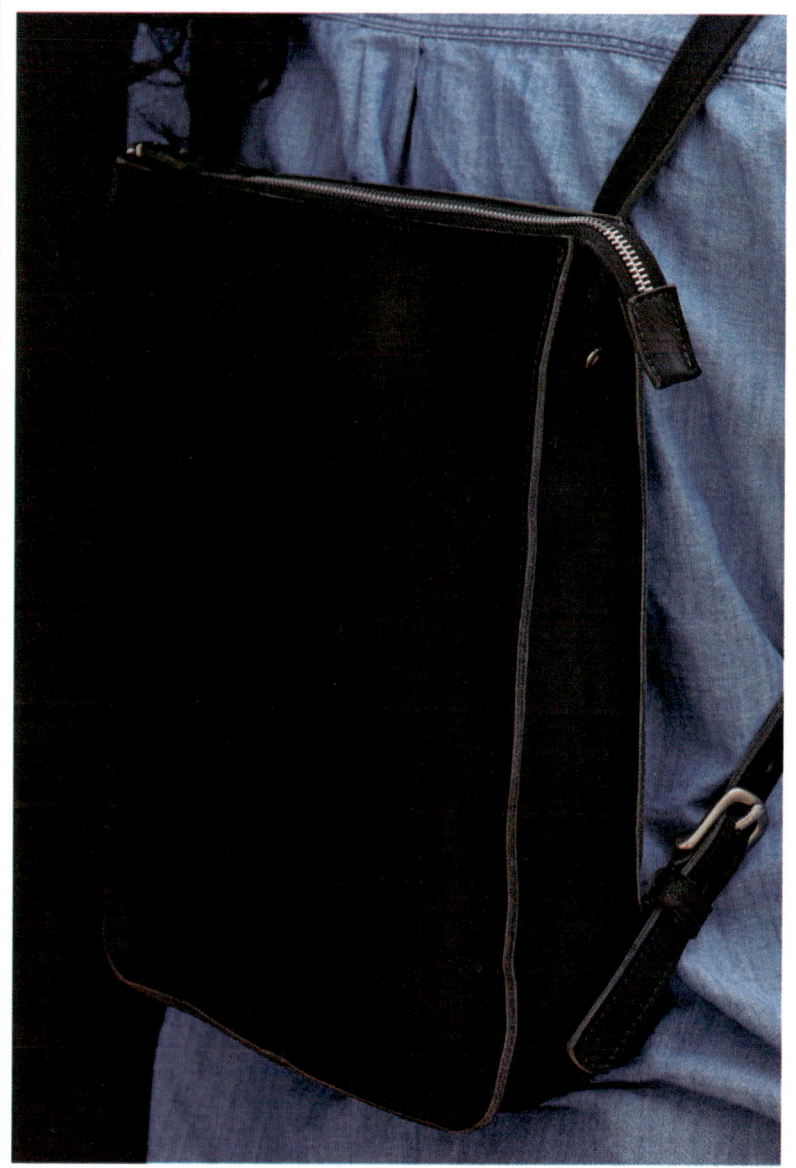

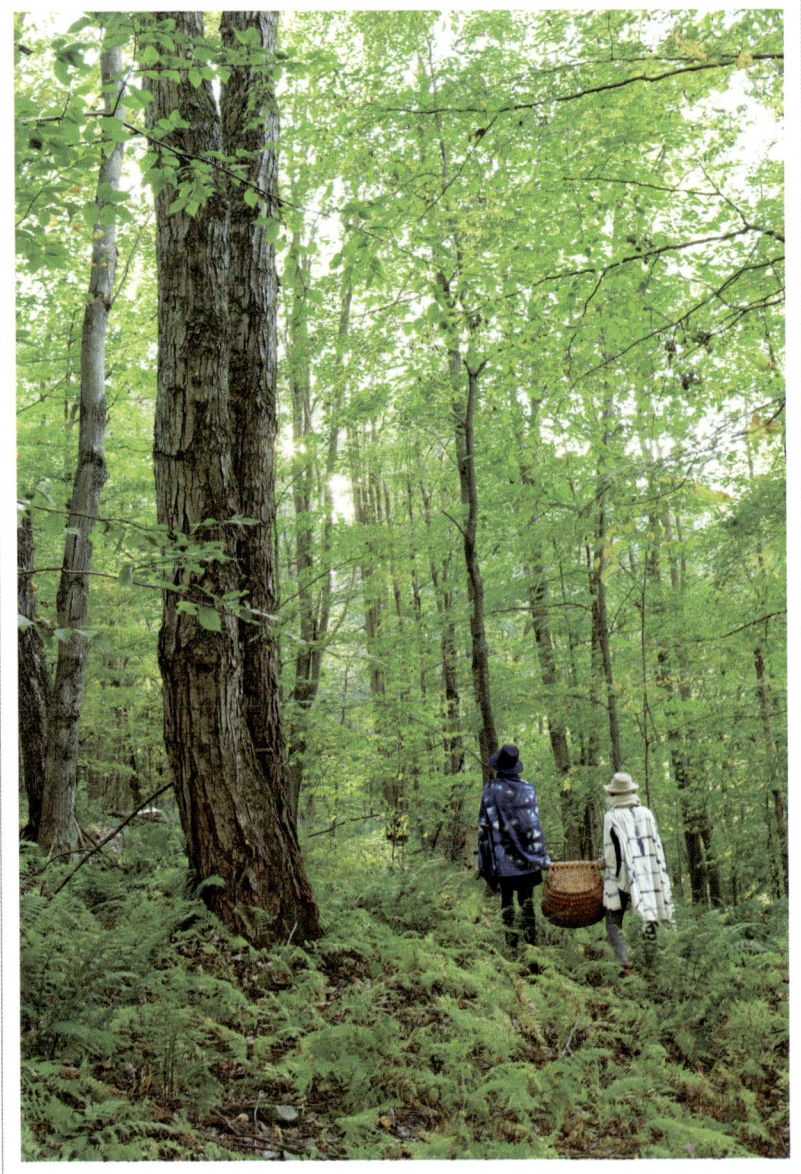

SEIEN SIE UNPRODUKTIV

Manchmal ist es das Gehirn, was am meisten Zuwendung und Erholung benötigt. Wenn Sie ein getriebener Mensch sind, der keine Geduld für einen unproduktiven Tag hat, dann bräuchten Sie ... einen unproduktiven Tag. Ohne To-do-Liste. Ohne Telefon. Ohne Computer. Das ist ähnlich, wie wenn Sie Ihren Muskeln einen Tag Erholung von einem Gewichtetraining geben, damit sie sich ausruhen und anschließend gestärkt weitermachen können. Wenn ein ganzer Tag Ihnen verrückt erscheint, dann nehmen Sie sich wenigstens ein paar Stunden und tun Sie etwas, das Ihnen wie komplette Zeitverschwendung vorkommt. Machen Sie einen leichten Spaziergang in flachem Gelände, setzen Sie sich mit einem Buch auf die Wiese oder beobachten Sie in einem Café die Menschen, die vorbeigehen.

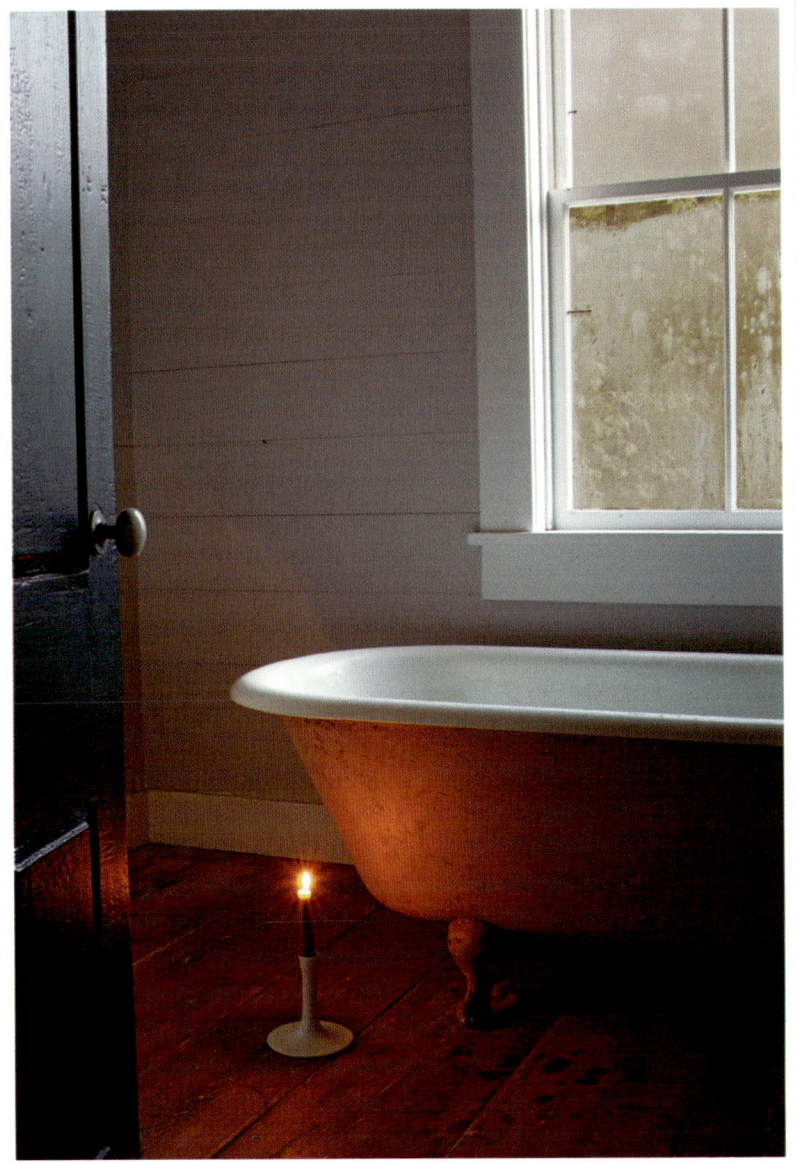

GEHEN SIE EINE STUNDE FRÜHER ZU BETT

Vielleicht bedeutet das, dass Sie auf eine liebgewordene Gewohnheit verzichten müssen. Zum Beispiel sich aufs Sofa fallen zu lassen und eine Show im Fernsehen zu sehen, nachdem Sie die Küche aufgeräumt haben und/oder die Kinder im Bett sind. Aber versuchen Sie es mal. Nehmen Sie ein Bad, machen Sie eine entspannende Yoga-Übung oder, wenn Sie noch nicht allzu müde sind, setzen Sie sich mit einem Buch in einen bequemen Sessel. Ein Grund für Erschöpfung, den wir alle kennen, besteht darin, dass wir nicht genug Schlaf bekommen. Beobachten Sie mal, was passiert, wenn Sie früher ins Bett gehen. Wahrscheinlich sind Sie viel klarer im Kopf und können besser denken, Sie sind besser gelaunt und haben mehr Geduld, Energie und Freude.

ENGAGIEREN SIE SICH AUSSERHALB DER ARBEIT

Anderen zu helfen, sich für eine bestimmte Sache zu engagieren, an etwas teilzunehmen, das Mitgefühl und Leidenschaft auslöst, das ist auch für die Gesundheit wichtig. Wenn Sie sich für etwas einsetzen, das Sie betrifft, werden Sie Energie entwickeln (so ähnlich, wie wenn man sich verliebt). Sie werden sich physisch besser fühlen. Wenn Sie den Kopf schütteln und denken „Dafür habe ich keine Zeit", dann sehen Sie es mal so: Wenn Sie etwas Ihrem Leben hinzufügen, um das Sie sich kümmern, ändern Sie die Gewichtungen in Ihrem Leben. Dieses Neue, um das Sie sich kümmern, findet einen Platz in Ihrem Alltag und wenn es hineingelassen wurde, werden die Dinge, die Sie stressen, kleiner. Prüfen Sie verschiedene Möglichkeiten. Fragen Sie Freunde. Informieren Sie sich im Internet. Und melden Sie sich irgendwo an. Es gibt einen schönen Satz, um Barrieren abzubauen: „Auf geht's, du schaffst das schon."

SEIEN SIE LIEBENSWÜRDIG

Hören Sie auf, darauf zu warten, immer etwas zurückzubekommen. Hier geht es darum, freundlich und gut zu sein, ohne den Anspruch, einen persönlichen Nutzen daraus zu ziehen. Wenn Sie in einer Schlange stehen, lassen Sie jemanden vor, hören Sie Menschen zu, die es brauchen, machen Sie ernst gemeinte Komplimente. Erheben Sie Großherzigkeit zu Ihrer Grundeinstellung. Das ist eine schöne Art zu leben und es ist ansteckend.

LASSEN SIE LOS

Es ist ganz natürlich, dass wir uns Situationen durch den Kopf gehen lassen, vor allem, wenn etwas schiefgelaufen ist. Aber nach einiger Zeit lernt man nichts mehr daraus und man gerät in einen Strudel, der stark stresst und zermürbt. Wenn Sie merken, dass Sie zu sehr ins Grübeln kommen, machen Sie sich das bewusst. Notieren Sie sich, was Sie stört. Dadurch bekommen Sie es aus Ihrem Kopf und bringen es zu Papier. Vertiefen Sie sich in Aktivitäten, die Sie mit anderen teilen – in ein Gespräch, in Spiele mit Ihren Kindern, in eine Verabredung oder in ein Buch.

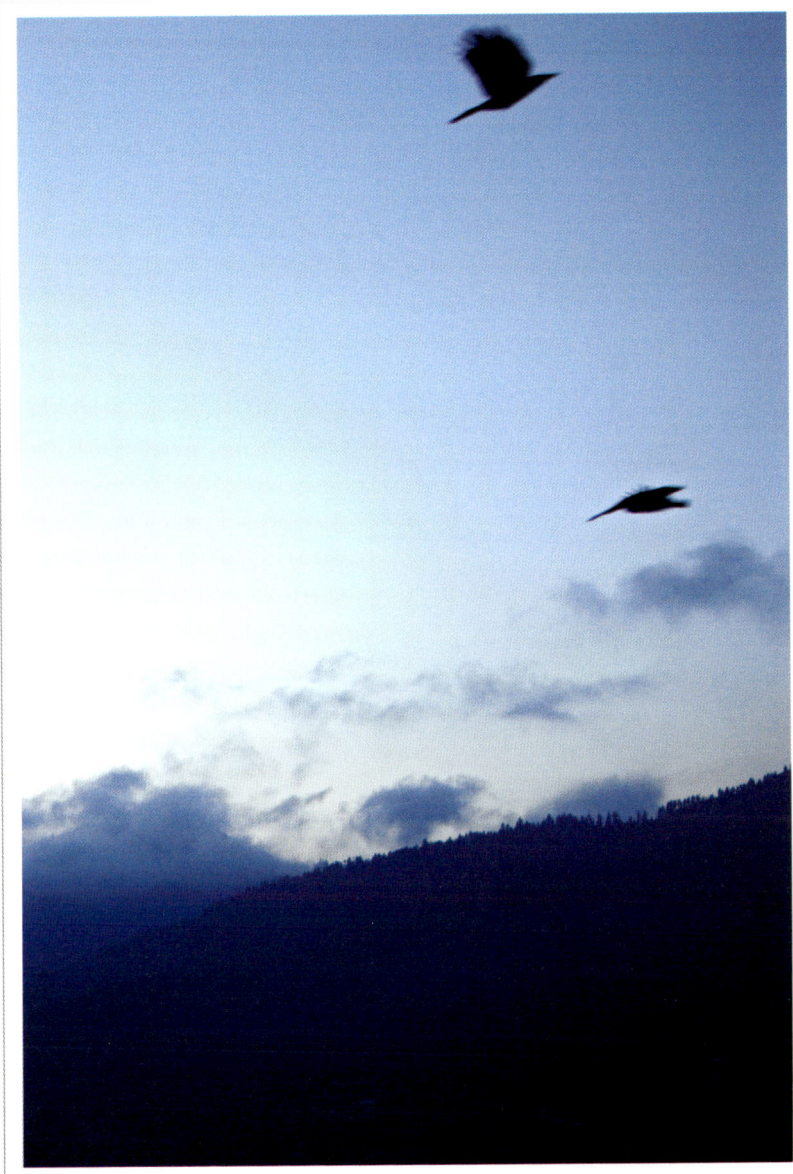

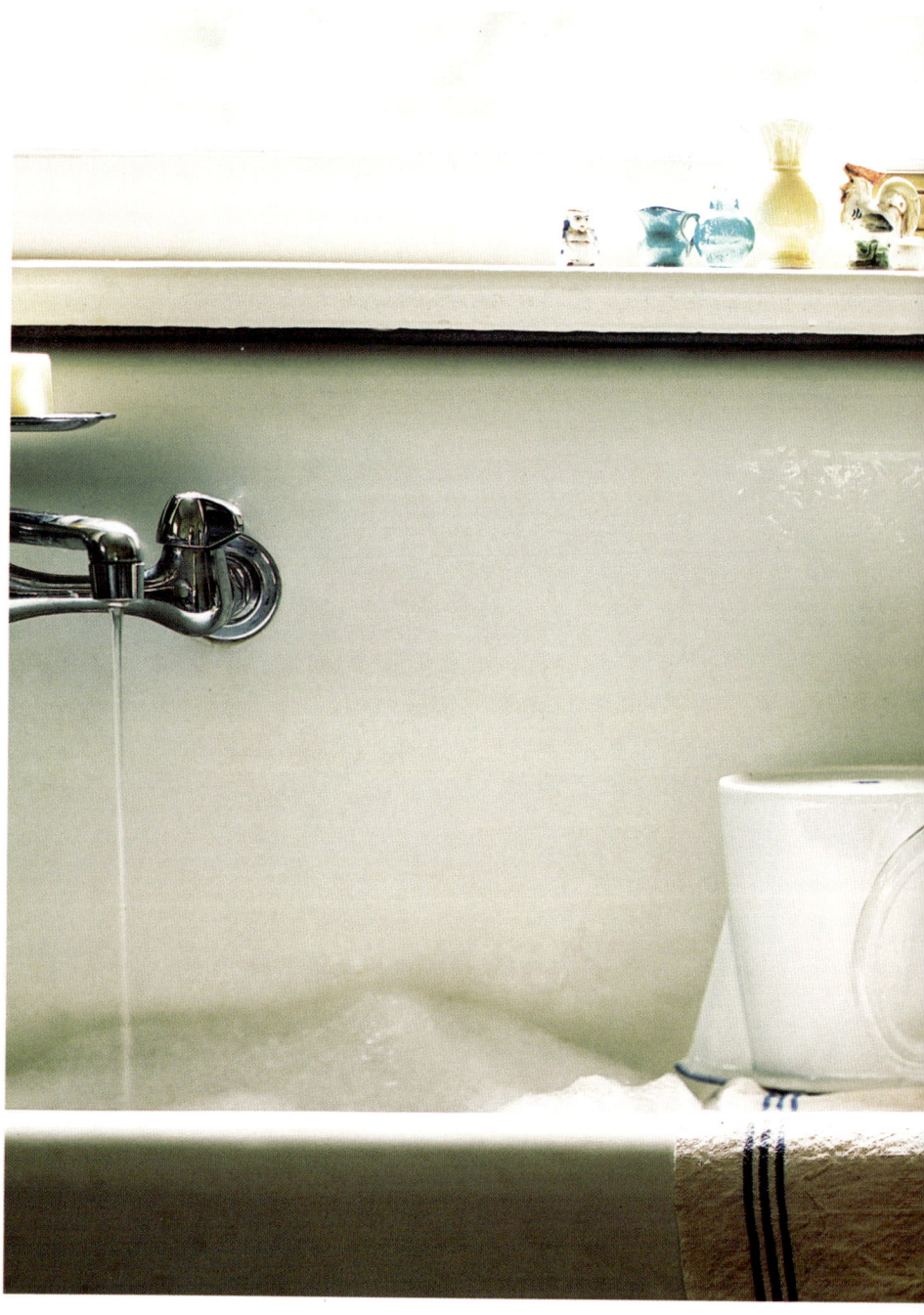

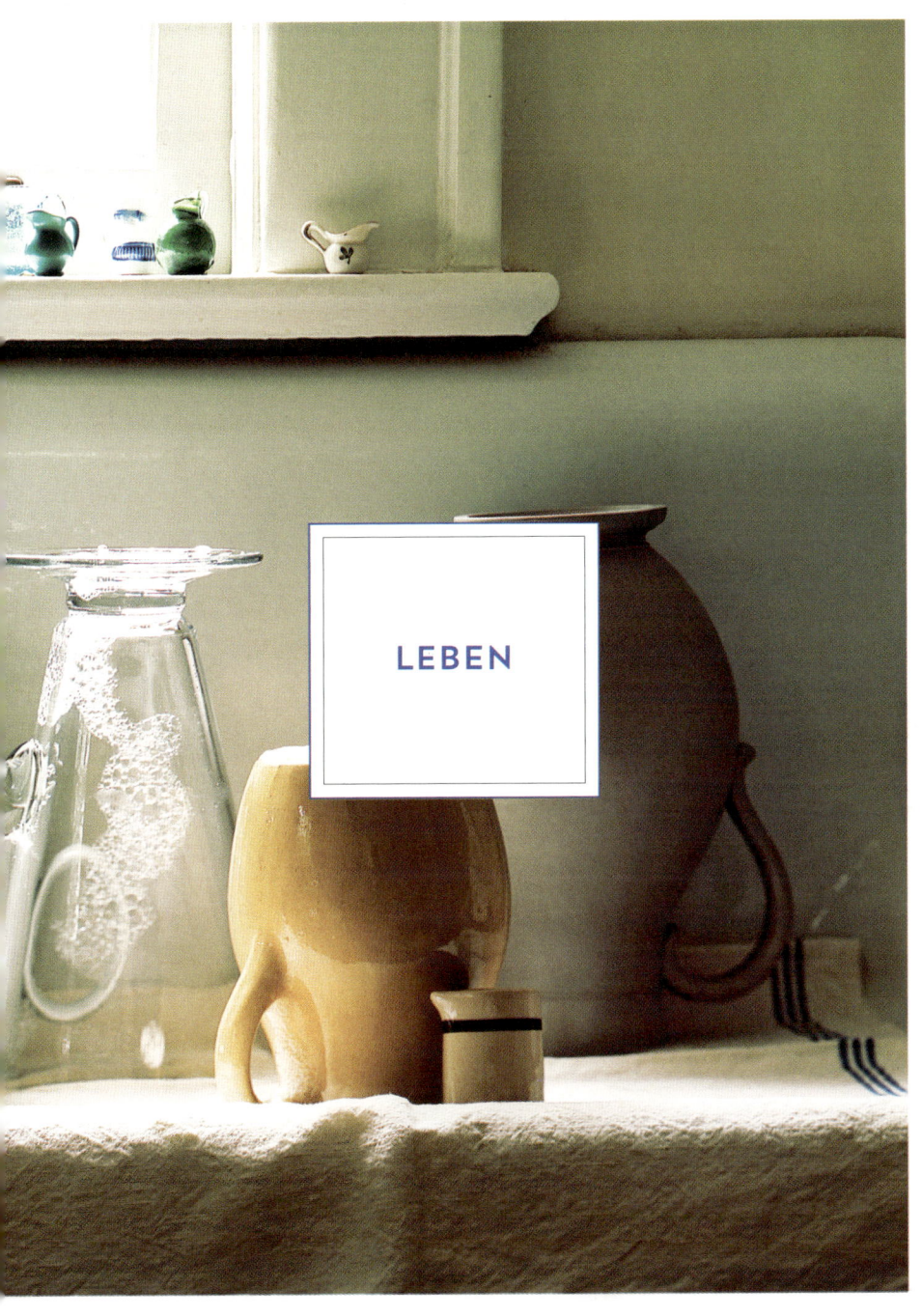

LEBEN

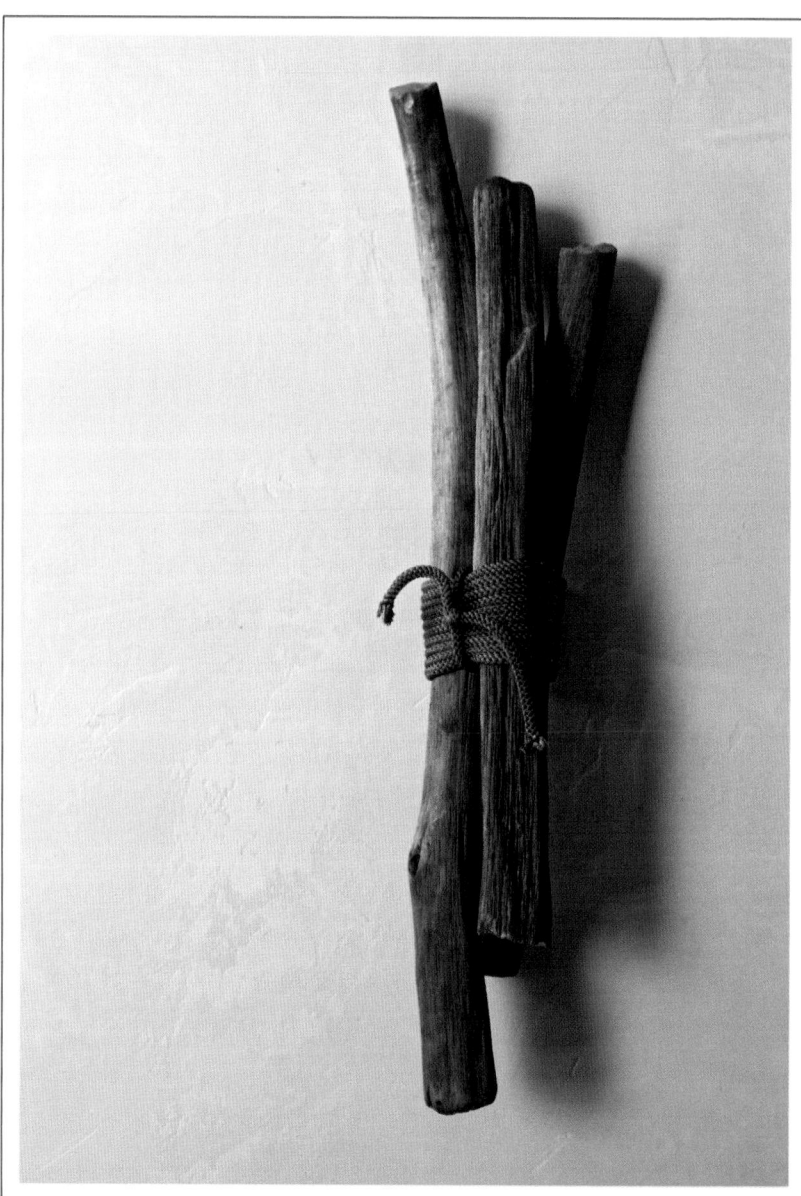

PRÜFEN SIE IHR TRINKWASSER

Die Trinkwasserqualität in Deutschland unterliegt den strengen Regeln der Trinkwasserverordnung. Regional gibt es allerdings sehr große Unterschiede beim Härtegrad, also dem Kalkgehalt des Wassers. Er hat zwar keinerlei Einfluss auf die Gesundheit; im Gegenteil, Calcium und Magnesium, die Bestandteile von Kalk, sind für den Menschen wichtige Mineralstoffe für den Aufbau von Knochen und Zähnen. Unbestritten ist hingegen der Einfluss von kalkhaltigem Wasser auf den Geschmack von Heißgetränken wie Kaffee und Tee. (Außerdem verringert hartes Wasser die Lebensdauer von Heißwassergeräten wie Waschmaschine, Kaffeemaschine und Wasserkocher.) Erkundigen Sie sich bei Ihrem Wasserwerk nach dem Härtegrad Ihres Wassers und schaffen Sie sich gegebenenfalls einen Wasserfilter oder eine Wasserenthärtungsanlage an.

KOCHEN SIE MIT GESUNDEN TÖPFEN UND PFANNEN

Gusseisernes Kochgeschirr oder solches aus Keramik oder Edelstahl ist ideal zum Kochen und Braten. Kupfer und Aluminium im Kochgeschirr können dagegen in Ihr Essen gelangen. Und antihaftbeschichtete Oberflächen wie Teflon enthalten Chemikalien, die sich in Tierversuchen als schädlich herausgestellt haben. Wenn Sie schon dabei sind, entsorgen Sie auch Plastikboxen, vor allem mikrowellengeeignetes Kunststoffgeschirr, da diese Behälter meist Bisphenol A enthalten, was sich bei Erhitzung aus dem Kunststoff löst und in die Nahrung übergehen kann. Nehmen Sie stattdessen Glasbehälter. Auch Wasserflaschen aus Kunststoff sind problematisch, vor allem, wenn sie in der Sommersonne liegen. Glas- und Edelstahlflaschen sind sicherer.

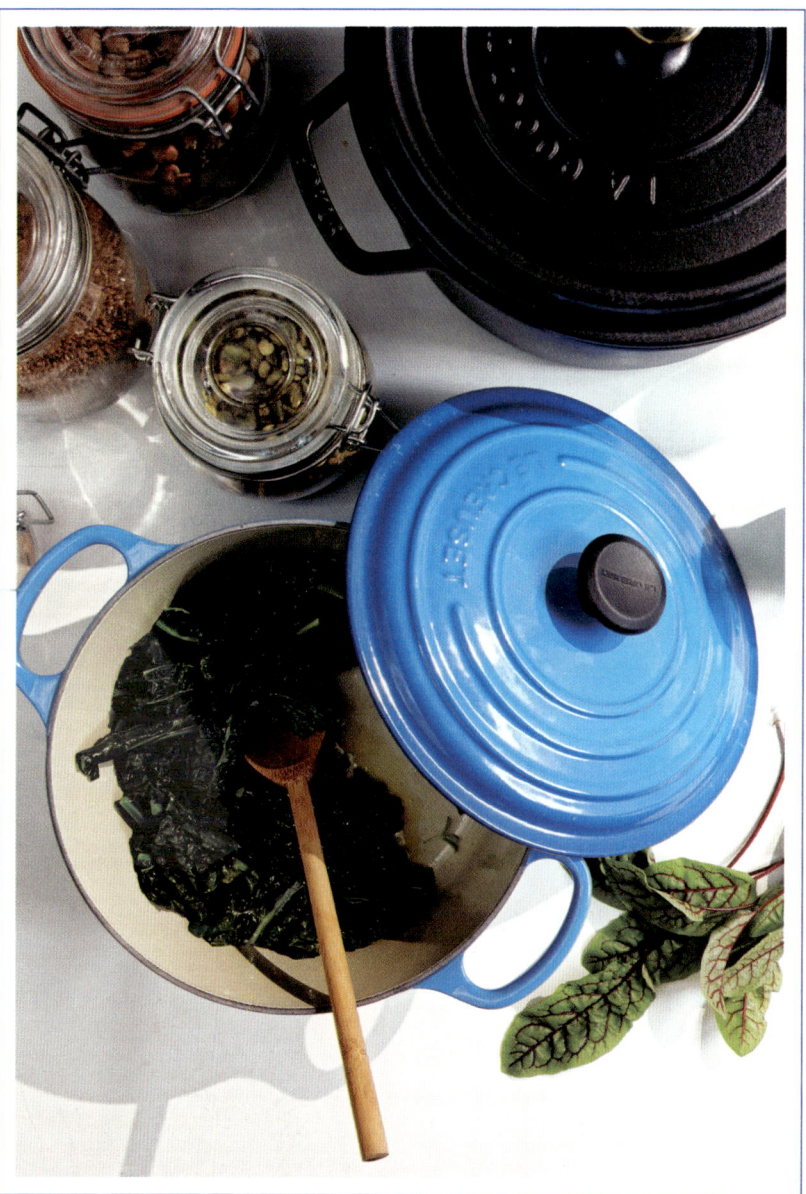

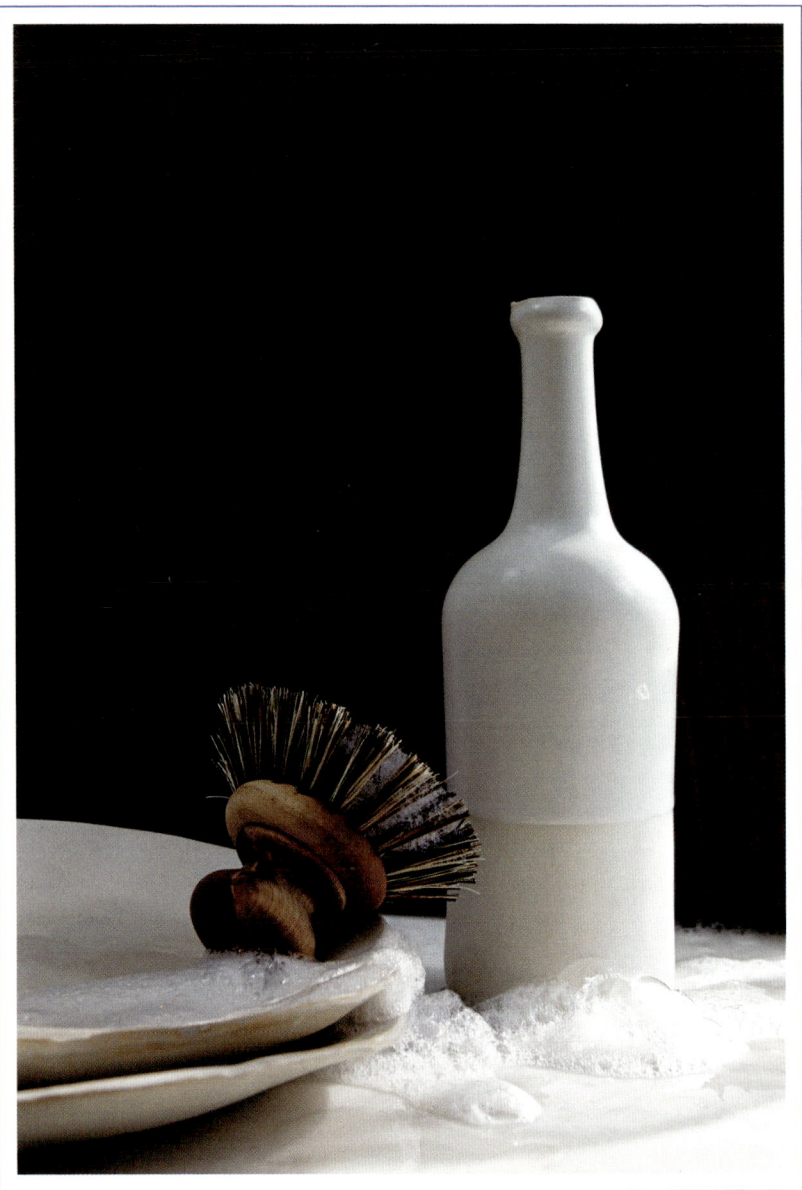

ACHTEN SIE AUF
DIE INHALTSSTOFFE
IHRES SPÜLMITTELS

Konventionelle Geschirrspülmittel enthalten oft antibakterielle Wirkstoffe wie Triclosan. Wenn diese Wirkstoffe mit Wasser in Berührung kommen, das mit Chlor
behandelt wurde (manchmal wird damit Trinkwasser gereinigt), wandelt es sich in Chloroform um, das krebserregend ist. Lesen Sie die Inhaltsstoffe genau und achten
Sie auf Quaternium 15, das Formaldehyd freisetzen kann.
Werfen Sie Ihr Spülmittel weg, wenn diese darin enthalten ist.

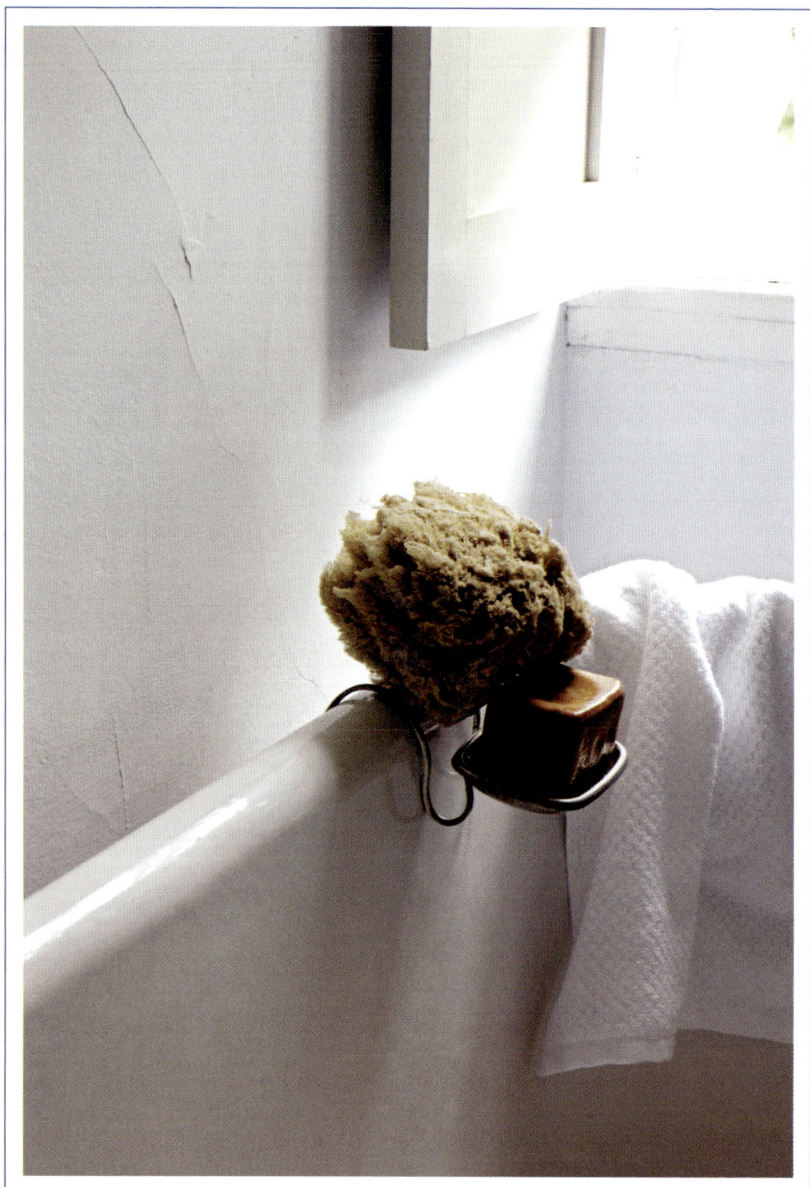

04

ÜBERPRÜFEN SIE IHRE KÖRPERPFLEGEPRODUKTE

Nicht nur das, was Sie essen, wirkt sich auf Ihr Wohlbefinden aus. Auch Lotionen, Cremes, Seifen, Haarpflegeprodukte und Schminke tragen Sie auf den Körper auf und werden dadurch zu einem Faktor Ihrer Gesundheit. Überprüfen Sie die Inhaltsstoffe auf Natriumlaurysulfat und Natriumlaurylethersulfat. Sie können zusammen mit bestimmten Chemikalien wie TEA (achten Sie auch darauf) krebserregend sein. Überprüfen Sie die Liste der Inhaltsstoffe auch auf Diazolidinyl-Urea, Imidazolindinyl-Urea und Quaternium 15, die alle Formaldehyd freisetzen, und auf Parabene (diese sind in Europa verboten, da sie mit Krebserkrankungen in Zusammenhang gebracht werden. In den USA sind sie allerdings erlaubt). Vom BUND entwickelte Apps wie „Tox Fox" machen es Ihnen leicht, die Beautyprodukte richtig zu beurteilen.

VERZICHTEN SIE AUF CHLORREINIGER

Überprüfen Sie Ihre Reinigungsprodukte auf Natrium-hypochlorit, Hypochlorit und Chlor. Wer auf seine Gesundheit achtet und die Umwelt schonen will, sollte auf chlorhaltige Reinigungsmittel verzichten. Chlor ist ein Gift, das unter anderem Ihr Immunsystem, Ihre Schild-drüse und Ihre Atemwege angreifen kann.

VERMEIDEN SIE ANTIBAKTERIELLE HANDREINIGER

Geben Sie die Gewohnheit auf, Ihre Hände mehrmals täglich mit Desinfektionsmittel zu reinigen, und entfernen Sie diese aus Ihrem Badezimmer. Der synthetisch hergestellte antibakterielle Stoff Triclosan, der in vielen Handreinigungsmitteln enthalten ist, zerstört Hormone, schädigt das Immunsystem und kann die Fruchtbarkeit beeinträchtigen. Es gibt also keinen Anlass, sich solchen Risiken auszusetzen, denn Studien haben gezeigt, dass die gute alte Seife und Wasser wirksam genug sind.

LÜFTEN SIE DURCH

Öffnen Sie das Fenster, wann immer es geht. Wenn es kalt ist, nur kurz. Halten Sie sich Zimmerpflanzen, um die Luft zu säubern. Entfeuchten Sie warme Räume, um Schimmelbildung vorzubeugen. Anstelle von Raumspray sollten Sie lieber frischen Eukalyptus verwenden. Wenn Sie Wäsche von der Reinigung abholen, entfernen Sie die Plastikfolie und hängen Sie sie für eine Weile nach draußen an die frische Luft oder laufen Sie damit ohne Folie nach Hause. So haben Sie weniger Chemikalien in Ihrem Kleiderschrank.

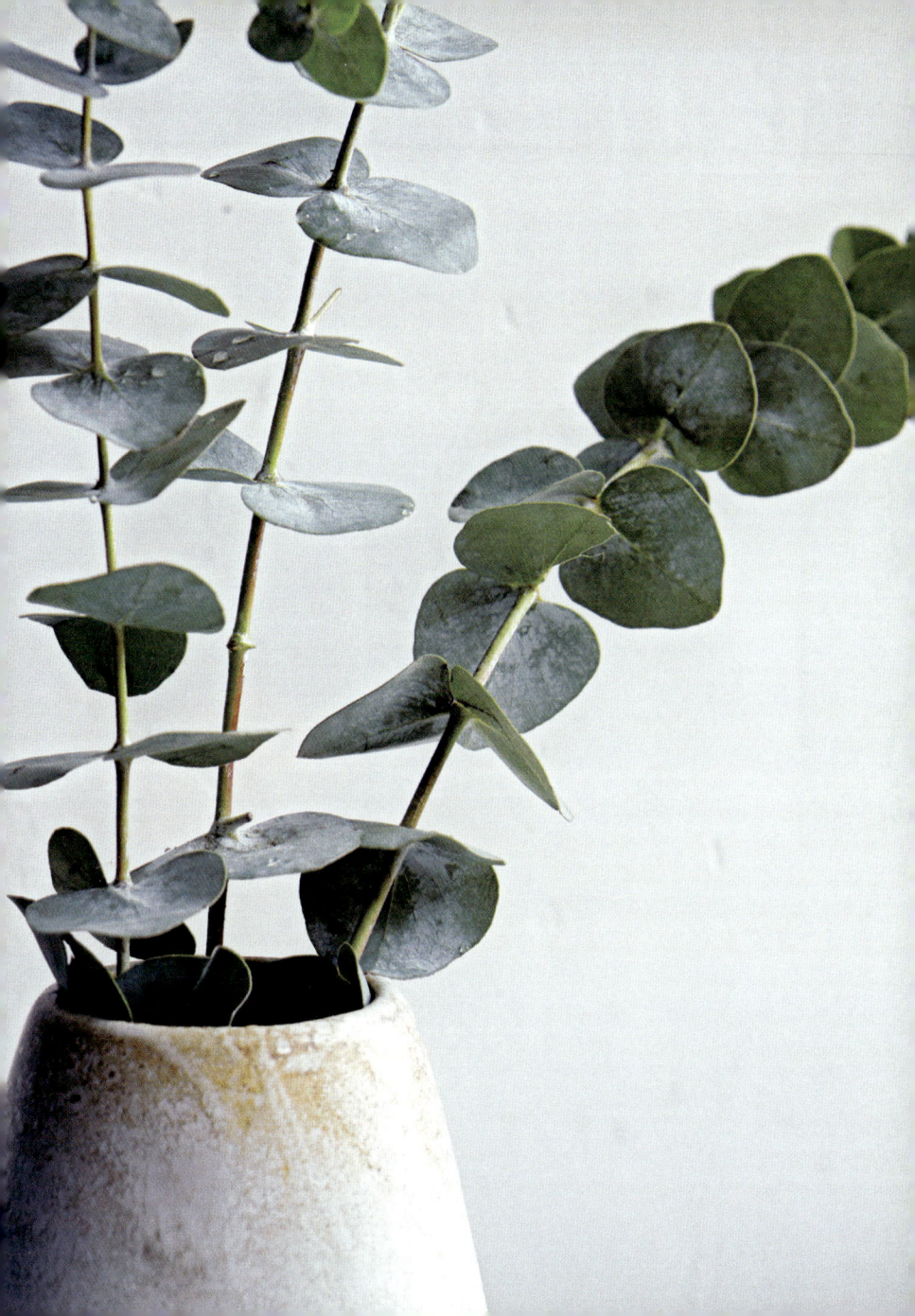

WECHSELN SIE ZU UNBEDENKLICHEN REINIGUNGSMITTELN

Mit jedem Schritt, mit dem Sie giftige Stoffe entsorgen, machen Sie Ihr Haus sicherer. Wenn Sie nichts wegwerfen möchten, was Sie bereits gekauft haben, fangen Sie mit den Dingen an, die Ihrem Körper am nächsten kommen, nämlich Geschirrspülmittel (Rückstände auf sauberen Tellern können in die Nahrung gelangen) und Waschmittel. Überprüfen Sie nach und nach Universalreiniger, Glasreiniger und so weiter und ersetzen Sie diese durch unbedenkliche Alternativen. Es gibt viele unklare Kennzeichnungen, erkundigen Sie sich daher unter www.eu-ecolabel.de nach zertifizierten Labels. Sie können sich auch mit Backpulver, Essig, Zitronen, Kastilien-Seife, Borax und Teebaumöl einiges von dem, was Sie brauchen, selbst herstellen und müssen sich dann keine Gedanken mehr darüber machen, was in handelsüblichen Reinigungsmitteln schlummern könnte.

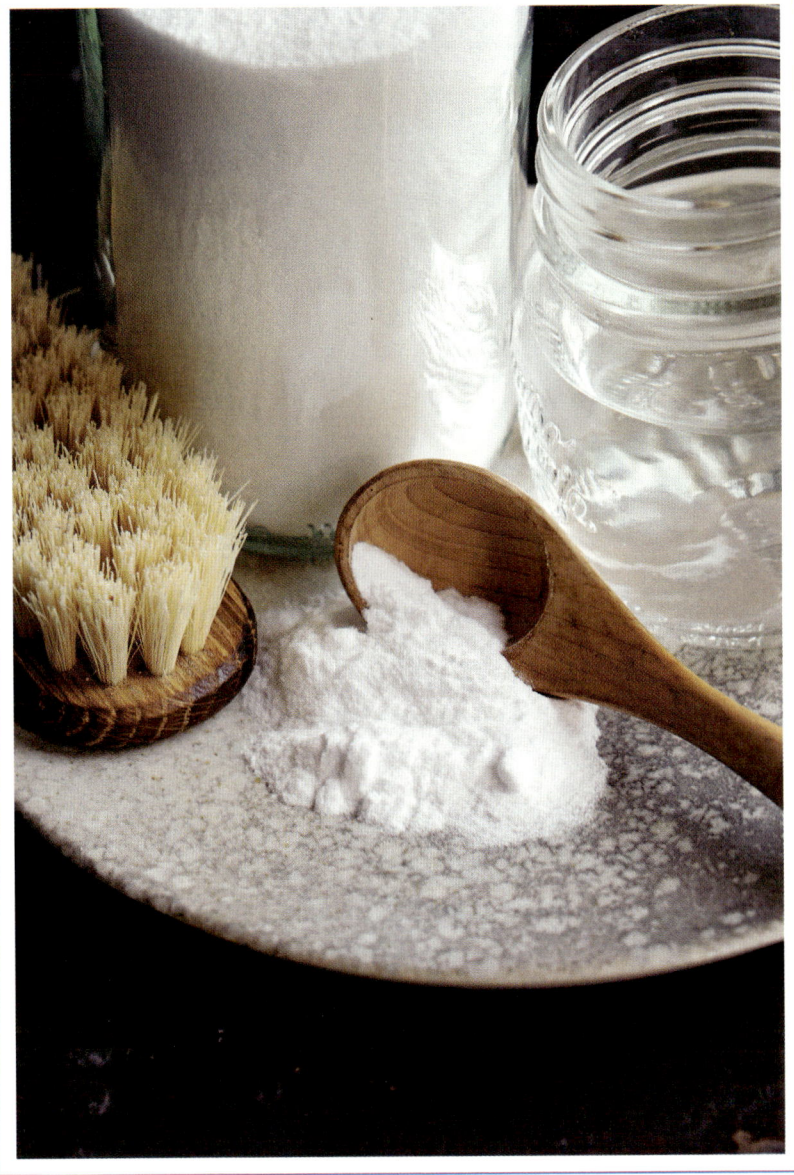

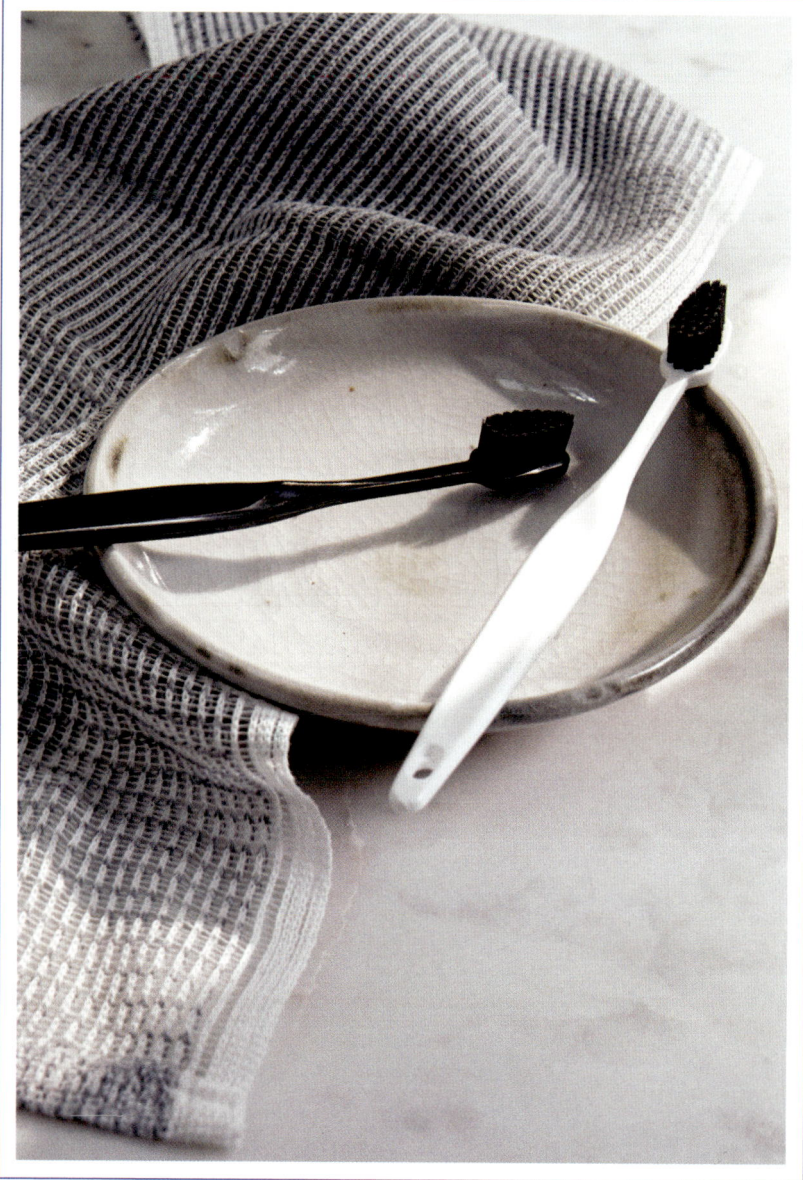

ACHTEN SIE AUF NATÜRLICHE ZAHNPASTA

Vielleicht glauben Sie, bereits eine unbedenkliche Zahnpasta zu verwenden. Aber in einigen Marken, die sich als „natürlich" bezeichnen, sind Farbstoffe, künstliche Aromen und Chemikalien wie Propylenglykol, Triclosan, Natriumlaurylsulfat oder Natriumdodecylpolysulfat enthalten. Überprüfen Sie die Inhaltsstoffe Ihrer Zahnpasta oder wechseln Sie zu chemiefreien Marken. Das ist wichtig, weil Sie immer auch etwas Zahnpasta schlucken. Für Kinder könnte es nicht leicht sein, die Zahnpasta zu wechseln, aber es ist ein wichtiger Schritt zu einem gesunden Leben.

NEHMEN SIE KOKOSÖL STATT MINERALISCHEM ÖL

Vaseline, mineralisches Öl, Babyöl – das ist alles dasselbe: ein unangenehmer, aus Erdöl hergestellter Stoff, der unserem Körper schadet. Er erstickt die Haut und reduziert die natürliche Zellentwicklung. Nehmen Sie stattdessen reines Kokosöl oder Sheabutter als Feuchtigkeitsspender oder Makeup-Entferner. Feuchtigkeitscremes haben einen besonders starken Einfluss auf den Körper: Bedenken Sie, dass sie die Oberfläche bedecken, den ganzen Tag darauf haften bzw. in den Körper eindringen. Natürliches Bio-Kokosöl ist eine einfache Lösung, Sie können aber auch Produkte verwenden, die nur aus natürlichen Zutaten bestehen.

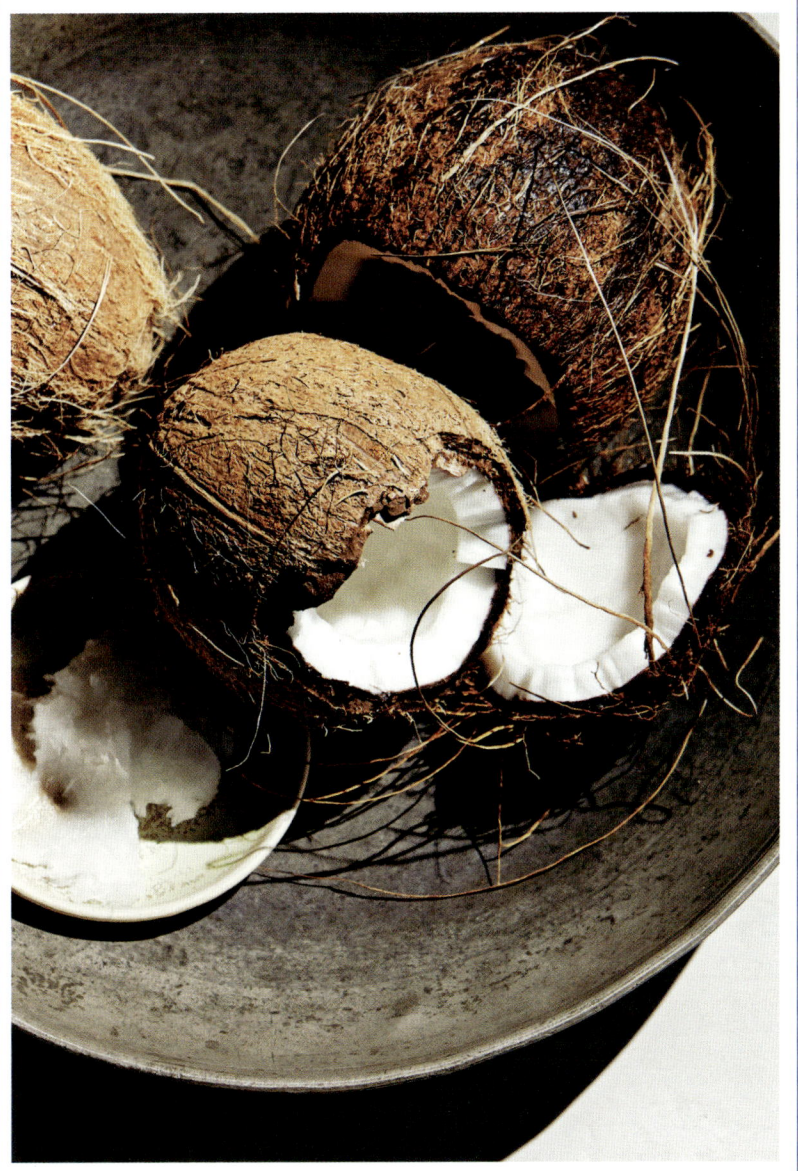

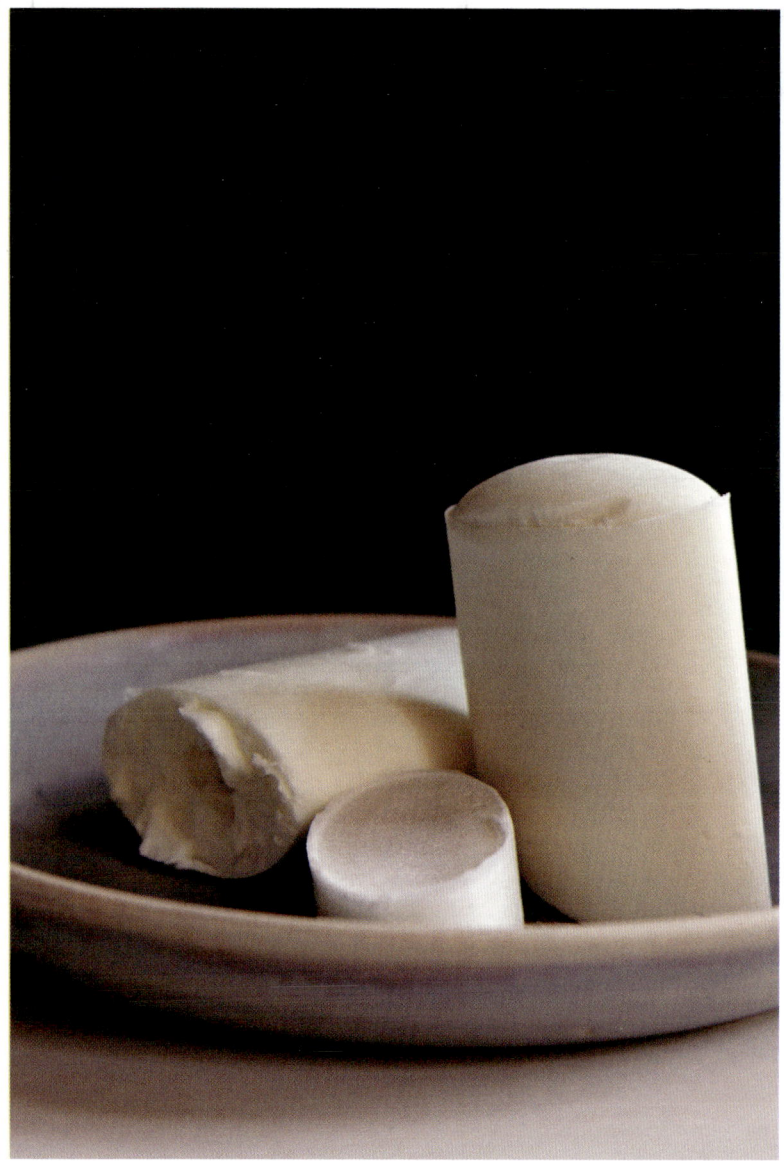

VERZICHTEN SIE AUF HERKÖMMLICHE DEODORANTS

Die meisten haben Angst, dass natürliche Deodorants nicht zuverlässig wirken. Aber das stimmt nicht. Sie müssen einfach ein paar Marken ausprobieren, bis Sie die beste für sich selbst gefunden haben. Nehmen Sie sich Zeit dafür, Ihr Körper muss sich an die chemiefreien Rezepturen gewöhnen. Vielleicht sollten Sie sich auch angewöhnen, das Deo zu einer bestimmten Tageszeit noch einmal anzuwenden. Aber das ist es alles wert. Denn die beliebtesten Deos enthalten zum Schutz vor dem Austrocknen Propylenglykol, ein Frostschutzmittel. Es ist dafür bekannt, dass es Hirn-, Leber- und Nieren-schäden verursacht. Probieren Sie Produkte von Natur-kosmetik-Marken aus, die auch sehr wirksam sind. (Der Markenwechsel wird leichter, wenn Sie das beliebte Po-wer-Deo für besondere Gelegenheiten im Badezimmer-schrank bereithalten.)

ARBEITEN SIE IM STEHEN

Eines Tages werden Ihre Enkel darüber lachen, dass wir am Schreibtisch saßen, anstatt im Stehen zu arbeiten, genauso wie Kinder heute schockiert sind, dass früher niemand einen Sicherheitsgurt im Auto anlegte oder jeder rauchte. Wir sind so gebaut, dass wir auf zwei Beinen stehen können und nicht jeden Tag auf dem Hintern sitzen müssen. Auch auf dem allerbesten Stuhl werden unsere Hüften und der untere Rücken gestaucht und die Beinmuskeln verkümmern. Stehpulte sind daher zukunftsweisend. Wenn Sie die Wahl haben, stellen Sie sich eins in Ihr Büro oder bauen Sie sich selbst eins.

SORGEN SIE FÜR EIN GESUNDES BETT

Wenn Sie eine ältere Matratze haben, legen Sie eine Bio-Auflage in Ihr Bett. Sie wirkt als Barriere gegen die in herkömmlichen Matratzen verwendeten Chemikalien. Und wenn Sie eine neue Matratze kaufen wollen, achten Sie darauf, dass sie aus natürlichem Latex, Baumwolle oder Wolle besteht. Verwenden Sie ungebleichte Baumwollbettwäsche (keine aus synthetischen Stoffen, die oft mit Chemikalien behandelt wurden) und legen Sie Teppiche aus natürlichen Materialien wie Wolle oder Sisal auf den Boden. Verzichten Sie auf elektrische Heizdecken. Nehmen Sie stattdessen lieber die gute, alte Wärmflasche.

BEEINFLUSSEN SIE IHRE STIMMUNG DURCH FARBEN

Bestimmte Farbtöne – in kleinen oder großen Mengen verwendet – haben großen Einfluss darauf, wie Sie sich zu Hause fühlen. Egal, ob Sie eine Wand farbig streichen, eine bunte Überdecke auf das Bett legen oder die Gegenstände auf der Küchenfensterbank in bestimmten Farben gestalten – mit Farbe können Sie Ihre Stimmung beeinflussen.

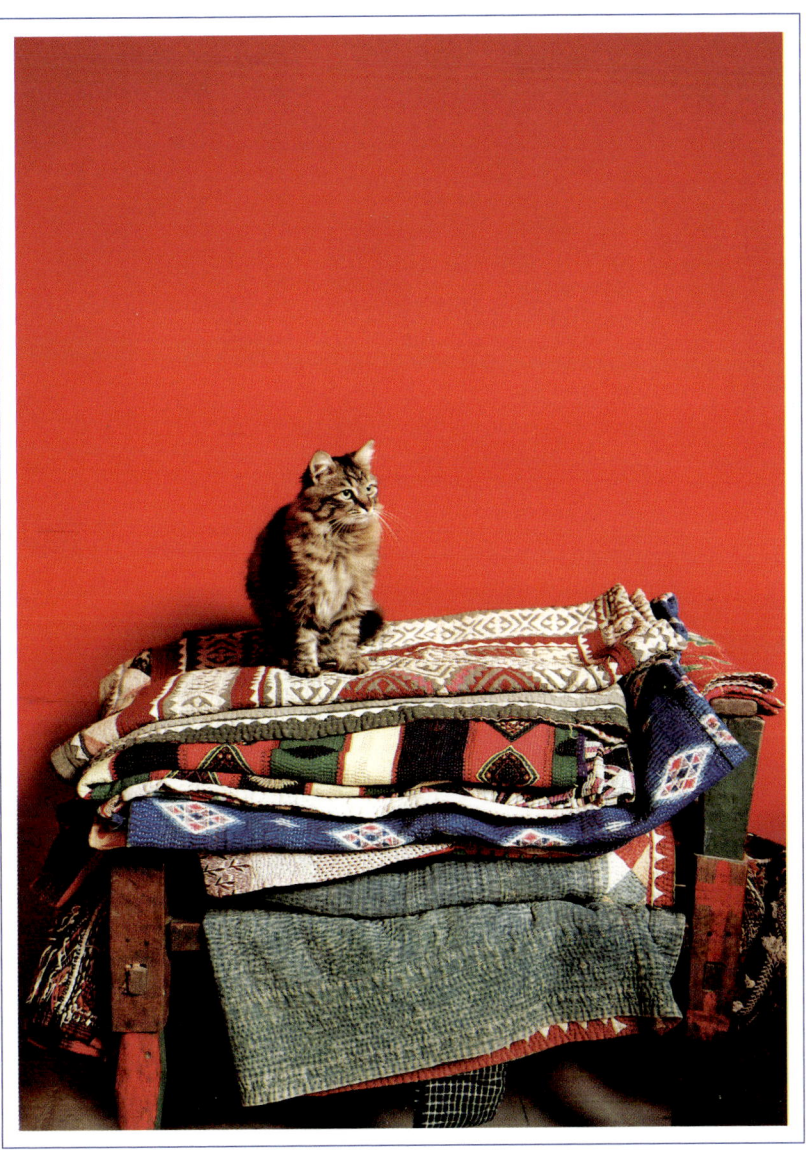

Rot verleiht Energie (vielleicht auch dem Kerl hier).

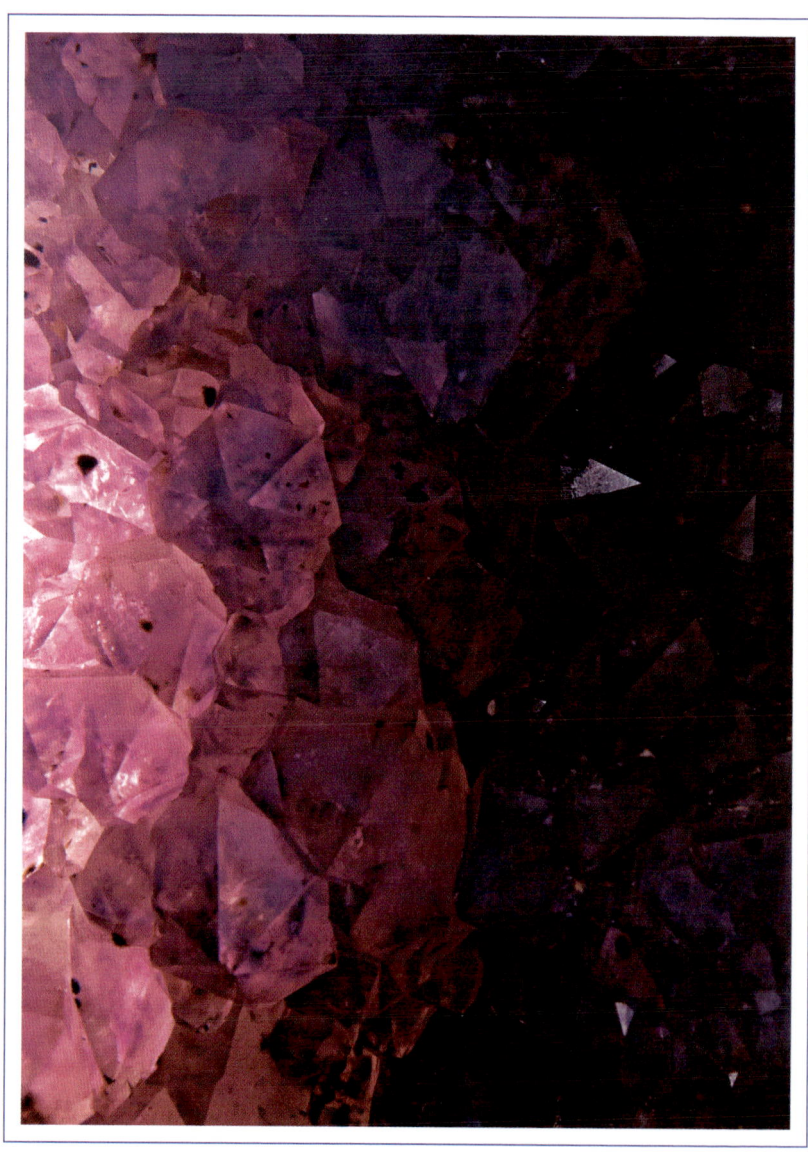

Violett ermuntert zum Nachdenken.

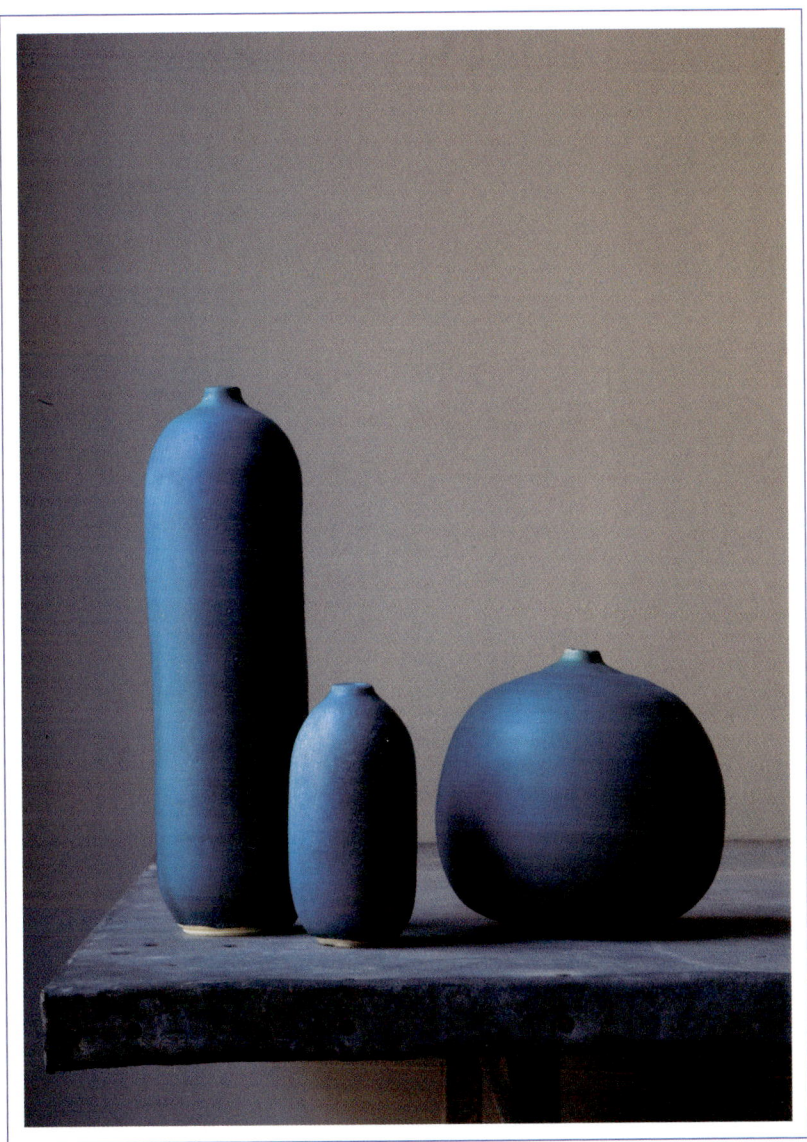

Blau beruhigt.

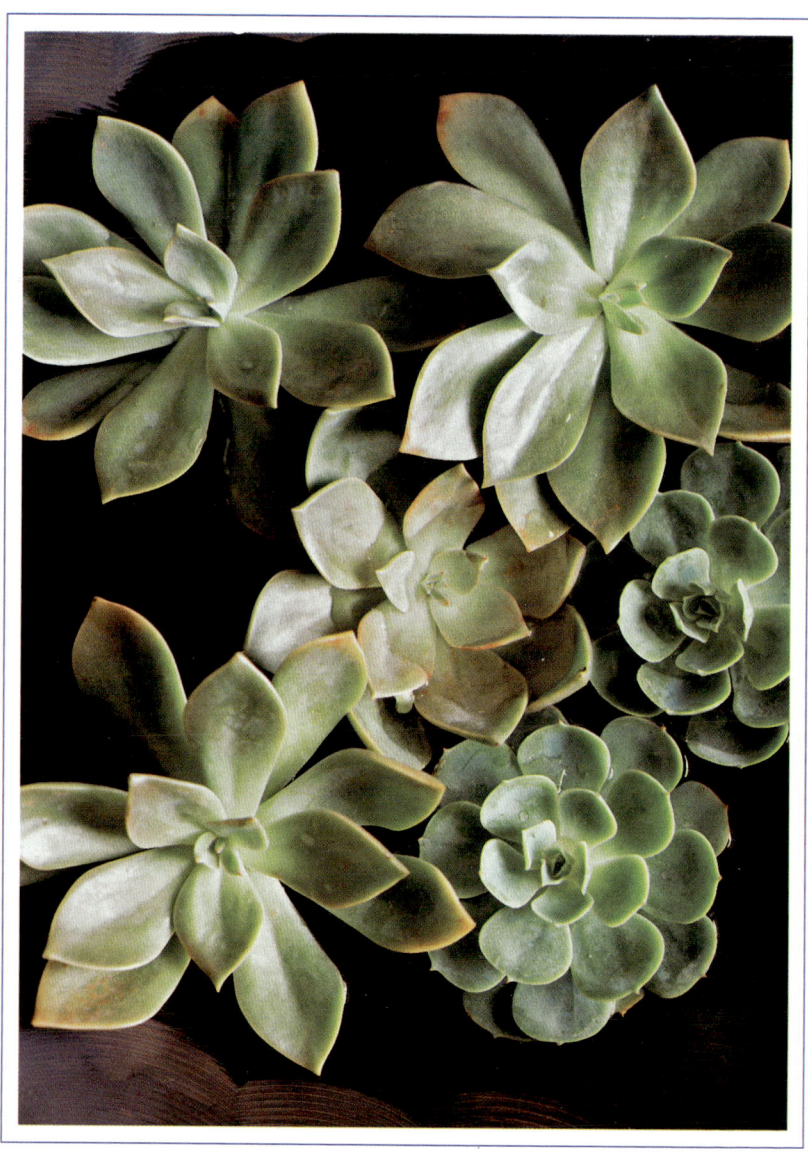

Hellgrün kann hoffnungsvoll stimmen.

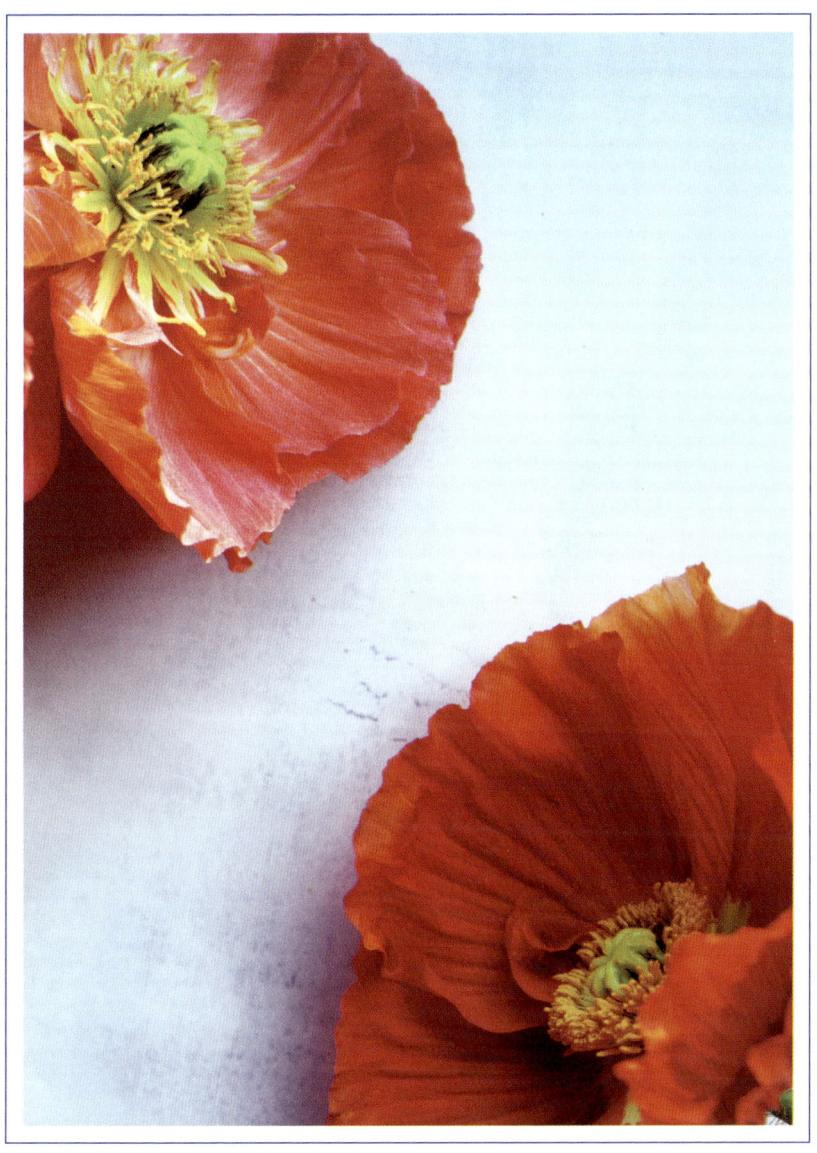

Orange macht Sie glücklich.

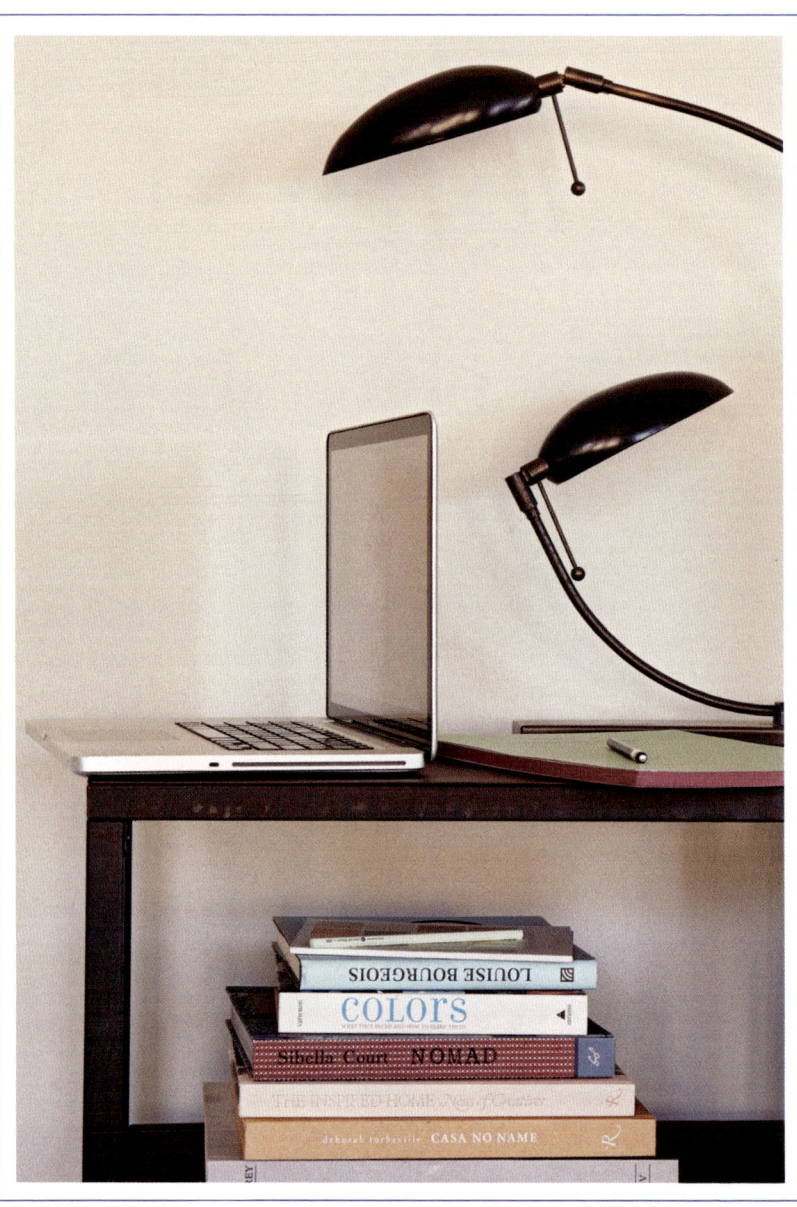

BRINGEN SIE ORDNUNG
IN IHR LEBEN

Aufräumen wirkt wie eine Befreiung und verleiht neue Energie. Ihre Seele und ihr Hirn fühlen sich besser und funktionieren reibungsloser an einem Ort, der frei von überflüssigen Dingen ist. Werfen Sie nutzloses Zeug weg, suchen Sie jemanden (oder eine Organisation), dem Sie Dinge schenken können, die man noch gebrauchen kann. Überlegen Sie, wie Sie Erinnerungsstücke aufbewahren können und – das ist am wichtigsten – kaufen Sie weniger.

HARMONISIEREN SIE IHRE UMGEBUNG

Wenn Sie zu Hause einige Grundgedanken von Feng Shui befolgen, können Sie damit Ihr mentales, physisches und spirituelles Wohlbefinden beeinflussen. Ganz wichtig ist dabei: Werfen Sie beschädigte Gegenstände weg oder reparieren Sie sie. Ein stehen gebliebener Wecker, ein lockerer Türgriff, ein kaputter Ventilator – diese toten oder ausgedienten Dinge schädigen die Harmonie des Raums. Als Zweites sorgen Sie dafür, dass man Räume leicht durchqueren kann, schaffen Sie gut erkennbare Eingänge (überfrachten Sie sie nicht mit großen Möbelstücken). Als Drittes verwenden Sie, wenn es geht, runde Formen anstelle von eckigen Kanten. Wählen Sie einen runden oder ovalen Esstisch, einen runden Spiegel. Kurven beruhigen, Ecken können aggressiv machen. Als Viertes fügen Sie etwas hinzu, das dem Raum Energie verleiht. Dies können rote Farbtupfer sein (der Farbton der Energie im Feng Shui), etwas, das sich bewegt, wie ein Mobile, oder etwas Lebendiges, Pflanzen oder Haustiere. Probieren Sie es aus. Sie spüren den Unterschied.

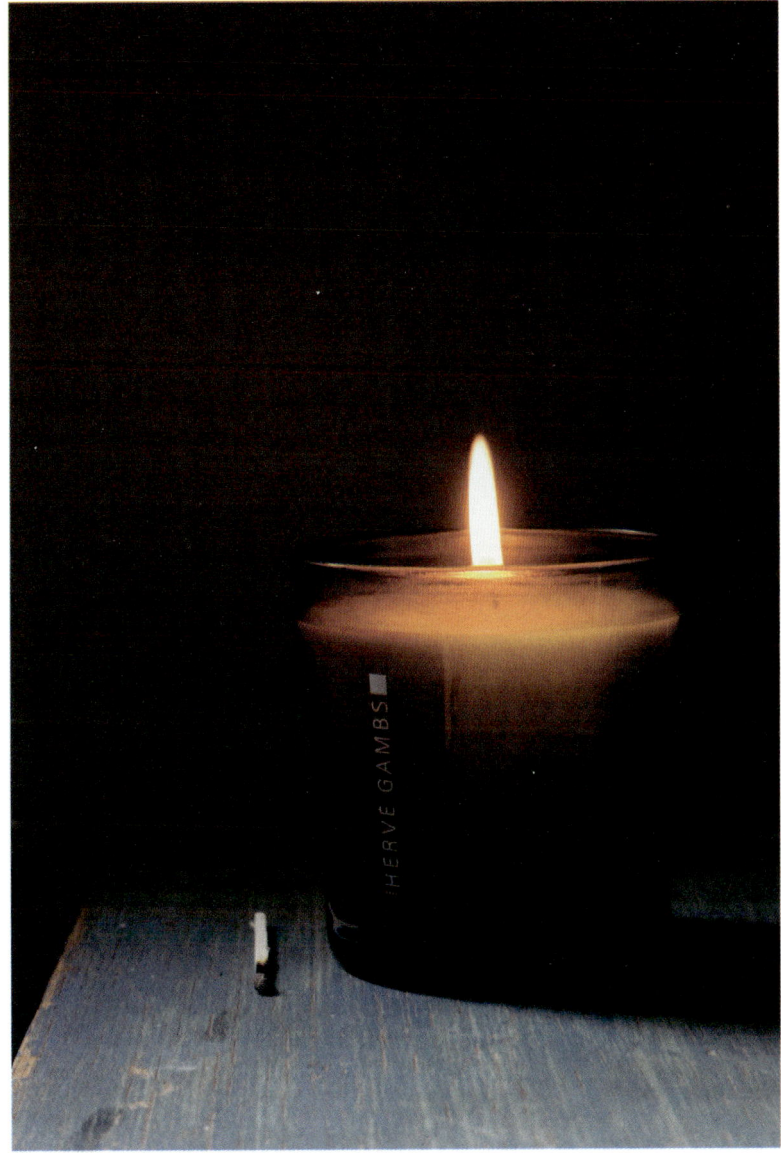

DANKSAGUNGEN

Danielle Claro: Vielen Dank an Lia Ronnen und das wundervolle Team bei Artisan; an David Larabell, dem tollen Berater; an Andrea Gentl und Marty Hyers, deren atemberaubende Fotos alles übertreffen, was ich mir bis dahin vorstellen konnte; an Renata Di Biase, unserem schönen, erfahrenen Yoga-Model. Aufrichtiger Dank geht auch an Liz Kiernan und Danny Maloney, zwei Freunde, die mir stets kreativen Input gaben, von der ersten Idee bis zu den Druckfahnen; an Alan Stein für seine unschätzbare Fachkenntnis; an Beth Kobliner für ihre Freundschaft und ihr Vertrauen in dieses und alle meine Projekte. Dank gebührt auch Larry Smith für einen tollen Workshop und seine ständigen Ratschläge und Stephanie Sisco für ihr großartiges Organisationstalent. Aufrichtiger Dank (von den Fußspitzen an) gilt Cyndi Lee und allen meinen wundervollen Lehrern im Om- und Now-Yoga. Vielen Dank auch an meine Eltern und vier Geschwister, die alles aufsaugen, was ich schreibe. Zum Schluss danke ich vor allem meinen Kindern, Ian Reilly und Ruby Reilly, zwei wunderbaren Menschen, die mir mehr beigebracht haben, als ich ihnen hätte jemals beibringen können – in einem Buch und auch sonst.

Frank Lipman: Großer Dank gebührt Danielle Claro, die eine schöne Vision hatte und diese umgesetzt hat. Wie immer schulde ich meiner wundervollen Frau Janice und meiner Tochter Alison Dank für Ihre stetige Unterstützung. Kräftiger Applaus für meine Mitarbeiter im Eleven Eleven Wellness Center: Victoria Zodo, Anne Murray, Dr. Keren Day, Dr. Tina Discepola, Scott Berliner, Vanessa Echeverria und Kate Horrigan. Für mein wundervolles Team der Be Well Health Coaches: Kerry Bajaj, Jennifer Mielke, Katrine Van Wyk, Courtney Blatt, Jenny Sansouci, Laura Kraber, Jackie Damboragian und Amanda Carney. Besonderer Dank an meine Beraterin Stephanie Tade, dafür, dass dies alles geschehen ist. An Lindsey Clennell, Yogalehrer, Mentor, Bruder und so vieles mehr, dafür, dass er mich mental und körperlich geerdet hat. An Jake Lief, Banks Gwaxula und die übrigen Mitglieder der Ubuntu-Education-Fund-Familie, deren Arbeit mich weiterhin inspiriert. Und schließlich danke ich allen meinen mir vertrauenden Patienten, die mich immer belehren und meine Leidenschaft, eine gesündere Welt zu entwickeln, befeuern.

ÜBER DIE AUTOREN

Frank Lipman ist Pionier und weltweit führend auf dem Gebiet der Gesundheit und Functional Medicine. 1992 hat er das New York City's Eleven Eleven Wellness Center gegründet, wo das von ihm entwickelte Heilungsprogramm Tausenden half, den Reiz ihres Lebens zurückzugewinnen. 2010 entwickelte er das Konzept Be Well by Dr. Frank Lipman, das aus einem innovativen Gesundheitsprogramm und Nahrungsergänzungsmitteln besteht, die den Körper mit gesunder Ernährung, Vitaminen und Mineralien wieder ins Gleichgewicht bringen. Als führender Wellness-Fachmann wurde er unter anderem in Zeitschriften wie *Vogue, Men's Journal* und *O, The Oprah Magazine* vorgestellt. Dieses ist sein drittes Buch.

Danielle Claro ist Autorin, Herausgeberin und langjährige Yogalehrerin. Als Chefherausgeberin gründete sie die unabhängige Zeitschrift *Breathe*, außerdem war sie Leiterin der Abteilung Special Projects bei der Zeitschrift *Domino*. Derzeit ist sie stellvertretende Herausgeberin von *Real Simple*.